《中国医科大学附属第一医院消化内科疾病病例精解》

编　委　会

主　　编　孙明军　李异玲

副 主 编　徐秀英　黄玉红　王宁宁

编 委 会　（按姓氏拼音排序）

敖　然　邴　浩　常　冰　陈莫耶　戴　聪

邓秋萍　董玉振　杜亚奇　冯明亮　关　琳

郭丽平　黄玉红　矫太伟　金　星　来　爽

兰雨桐　李　丹　李异玲　林　红　刘　畅

刘梦园　刘维新　潘　丹　阙雪梅　桑力轩

孙　菁　孙明军　孙勖人　孙　越　佟　静

王宁宁　王　雪　徐秀英　谢　莹　杨美琪

张惠晶　周　环

主 编 简 介

孙明军教授，中国医科大学附属第一医院消化内科主任、内镜中心主任，博士研究生导师；现担任辽宁省医学会消化内镜学分会主任委员，中华医学会消化内镜学分会委员等，曾获辽宁科技进步二等奖。长期从事消化系统疾病的基础与临床研究，熟练掌握消化内科急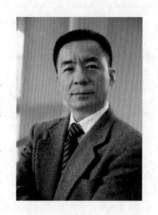重症诊治，特别在消化内镜领域开展了如内镜下逆行胰胆管造影术（ERCP）、内镜下黏膜切除术（EMR）、内镜黏膜下剥离术（ESD）等诊治技术，每年可完成数百例各类消化内镜治疗手术。在科研工作方面，主要从事消化道肿瘤研究，主要包括大肠癌发生的分子生物学机制与信号转导、消化道早癌的内镜诊断与治疗及溃疡性结肠炎的基础与临床研究。共培养研究生50余人，其中博士18人。获得国家级、省部级课题8项。编写专著9本，发表论文100余篇，其中30多篇被SCI收录。

主编简介

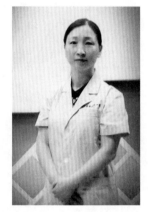

　　李异玲教授，医学博士，中国医科大学附属第一医院消化内科副主任。主任医师，博士研究生导师，现任辽宁省医学会消化病学分会候任主任委员，辽宁省医学会肝病学分会委员，辽宁省中西医结合学会肝病专业委员会常务委员，中华医学会肝病学分会自身免疫性肝病学组成员，中国医师协会医学科学普及分会肝病科普专业委员会委员，全国疑难及重症肝病攻关协作组委员。长期从事消化系统疾病的基础与临床研究，作为科室肝病方向的学科带头人，在脂肪性肝病，药物性肝损伤，免疫性肝病以及疑难重症肝病，人工肝的治疗方面有特长。目前培养研究生20余人，承担国家自然科学基金等课题六项，发表论文40余篇。

前　言

　　消化系统疾病是发生在食管、胃、肠、肝、胆、胰腺、腹膜及网膜等脏器的疾病，临床表现除消化系统本身症状及体征外，也常伴有其他系统或全身性症状。消化系统疾病发病率高，种类繁多，尽管医学在不断地进步与发展，但目前许多疾病的病因仍处于探索之中，其发病机制尚未完全清楚，对其防治也未能完全系统化、规范化，致使我们在临床实践中对有些疾病缺乏清晰的临床思维，导致了一些不恰当的处理，甚至误诊误治。近年来随着内镜技术的发展，消化道早癌的诊断率不断提升，并且内镜治疗为消化系统疾病的诊治带来了革命性突破，如消化道早癌内镜治疗（内镜下黏膜剥离术、内镜下黏膜切除术）、胆胰疾病的内镜治疗（内镜下胰胆造影术）、贲门失迟缓症的内镜治疗（经口内镜肌切开术）。为此，我们组织我院消化内科及内窥镜科在临床一线工作的中青年医生，以临床病例为基础，结合大量国内外文献资料，总结诊治过程中的经验、教训，提出相应的处理对策，并进行详细、深入的分析与点评，希望对从事消化内科专业的医师有所帮助和启发，以期更好地为病人服务。

　　本书共分7章，讨论内容既有消化系统的常见病、多发病，也有复杂、疑难及重症疾病，还包含一些以消化系统症状首发的其他系统疾病，同时也纳入了消化内镜诊断及治疗的一些经典病例。本书紧密结合临床实际，通过对病例的解析，就其病因、发病机制、诊断方法、鉴别诊断和治疗处理措施等进行了深入探讨。

本书作者均为一线临床医生，临床经验丰富，病例书写严谨，但仍可能有疏漏之处，请读者见谅。希望读者发现问题后及时与我们联系，帮助我们提高水平，完善内容，促进学科发展。

目　录

1

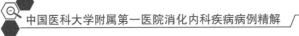

免疫相关疾病

腹水原因待查

以消化系统症状为首发的其他系统疾病

内镜诊断及治疗相关病例

附录

胃、肠道疾病

001　早期食管癌一例

病历摘要

　　患者男性，57岁，"胸骨后烧灼感2年，吞咽困难2周"为主诉来诊。患者近2年无明显诱因出现胸骨后烧灼感，进食辣、热食物时明显，未系统诊治。近2周进食干硬食物后出现吞咽困难，呈进行性加重，为求进一步诊治于某外科门诊就诊。病来无反酸，无恶心、呕吐，偶有后背痛及呃逆，大小便正常，体重无明显下降。

　　个人史： 平素喜高盐饮食、进食腌菜。饮酒：白酒1斤左右/

天×10年。吸烟：10支/天，10年，已戒2年。无肿瘤家族史。

查体：心肺查体无异常。腹软，无压痛、反跳痛及肌紧张。

化验检查：血常规、肿瘤系列、肝肾功能等均未见异常。胃镜示食管距门齿33～35cm右侧壁见条形糜烂，表面覆白苔（图1A），1.5%卢戈氏液染色见病变区呈片状淡染（图1B），病理示食管溃疡伴鳞状上皮低级别上皮内肿瘤（图1C）。外科医生考虑患者无手术指征，嘱其注意饮食，避免服用生冷、硬、辣、烫食物，并予药物治疗：潘妥洛克40mg，日一次口服；磷酸铝凝胶20g，日三次口服。6周后患者复查胃镜，镜下表现及病理较前无明显变化。服药3个月后患者临床症状明显好转，复查胃镜示食管距门齿33～35cm右侧壁见条形糜烂，未行碘染色，病理示食管鳞状上皮慢性炎症，考虑患者临床症状、内镜表现及病理较前好转，遂继续予口服抑酸、保护胃黏膜药物治疗，4周后停药。停药2个月后患者再次出现胸骨后烧灼感，伴吞咽痛及吞咽困难，再次于某外科门诊就诊。复查胃镜示食管距门齿33～35cm右侧壁见片状糜烂，表面覆白苔（图2A），1.5%卢戈氏液染色见病变区淡染（图2B），病理示食管慢性炎症伴高级别上皮内肿瘤，糜烂（图2C）。外科考虑无外科手术指征，建议继续抑酸、保护胃黏膜药物治疗。4周后复查胃镜，

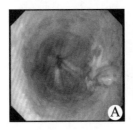 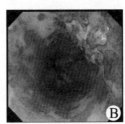 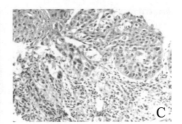

图1 首次就诊胃镜检查及病理结果

注：A：食管距门齿33～35cm右侧壁见条形糜烂，表面覆白苔，口侧边缘见一大小约0.4cm×0.2cm有蒂息肉。B：1.5%卢戈氏液染色后见病变区片状淡染。C：病理示食管溃疡伴鳞状上皮低级别上皮内肿瘤（HE×100）

镜下所见及病理结果较前无明显变化，外科仍考虑病人暂无手术指征，建议密切随诊观察。患者吞咽困难进行性加重，不能进食。

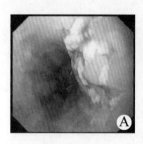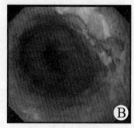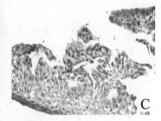

图2　停药后症状复发，复查胃镜

注：A：食管距门齿 33～35cm 右侧壁见片状糜烂，表面覆白苔。B：1.5% 卢戈氏液染色后见病变区片状淡染。C：食管慢性炎症伴高级别上皮内肿瘤，糜烂（HE×100）

2 个月后就诊于我科门诊，复查胃镜示食管距门齿 33～35cm 右侧壁见片状糜烂，范围 1.2cm×1.5cm，表面覆白苔（图3A），1.5% 卢戈氏液染色见病变区淡染，局部不染，取病理（图3B）。内镜诊断：食管早期癌。病理示食管慢性炎症伴高级别上皮内瘤变，局部恶变（图3C）。经患者同意后行内镜下黏膜剥离术（ESD）治疗，完整切除病变，范围约 4.0cm×3.0cm（图4）。术后病理示食管早期癌，Ⅱa+Ⅱb 型（sm2），中分化鳞癌，边缘无残留，浸润深度：0.35mm。建议患者追加外科手术，患者因其经济条件差而拒绝。1 周后患者恢复良好出院，继续口服药物抑酸、保护胃黏膜治疗。术后 1 个月复查胃镜，于食管距门齿 35cm 右侧壁见 ESD 术后瘢痕，愈合良（图5A），1.5% 卢戈氏液染色未见明显不染及淡染区（图5B）。术后 4 个月复查胃镜，于齿状线上方见非融合性短条状充血糜烂，窄带成像内镜（NBI）模式下未见异常血管，1.5% 卢戈氏液染色见散在片状淡染区（图6A），病理示食道慢性中度炎症，过度不全角化（图6B）。继续予药物口服抑酸、保护胃黏膜治疗，随诊观察。术后 7 个月复查胃镜，于食管距门齿

笔记

35cm 右侧壁见 ESD 术后瘢痕，愈合良，1.5% 卢戈氏液染色见散在片状淡染区，范围约 0.3cm×0.4cm（图 6C），病理示食道鳞状上皮点状中 - 重度异性增生（图 6D）。考虑肿瘤复发可能性大，再次建议追加外科手术，经患者及家属同意后转至胸外科，放疗两次后行外科手术治疗：经左颈、右胸、上腹部三切口，食管次全切除、食管 - 胃颈部吻合，淋巴结廓清术。术后病理：食管鳞状上皮局部轻度异型增生，淋巴结转移（-）（图 7）。术后患者病情好转后出院，此后规律复查，恢复情况良好，目前仍在密切随访中。

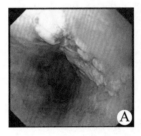
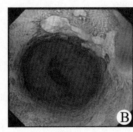
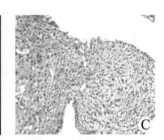

图 3　患者症状加重，复查胃镜

注：A：胃镜示食管距门齿 33～35cm 右侧壁见片状糜烂，范围 1.2cm×1.5cm，表面覆白苔。B：1.5% 卢戈氏液染色后见病变区淡染，局部不染。C：食管慢性炎症伴高级别上皮内瘤变，局部恶变（HE×100）

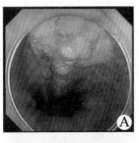
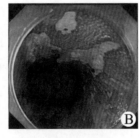
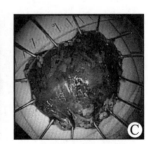
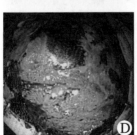
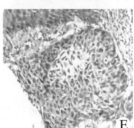

图 4　ESD 治疗

注：A～D:ESD 治疗内镜所见。E:病理示食管早期癌，Ⅱa＋Ⅱb 型，中分化鳞癌，边缘无残留，浸润深度 0.35mm（HE×100）

笔记

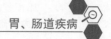

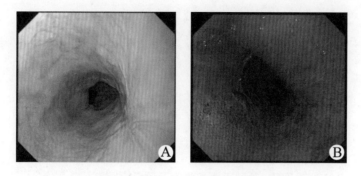

图5 ESD术后1个月，复查胃镜

注：A：食管距门齿35cm右侧壁见ESD术后瘢痕，愈合良。B：1.5%卢戈氏液染色未见明显不染及淡染区

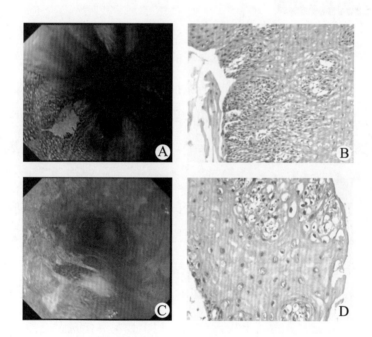

图6 ESD术后4个月、7个月，复查胃镜

注：A：ESD术后4个月，1.5%卢戈氏液染色见散在片状淡染区。B：ESD术后4个月，病理示食道慢性中度炎症，过度不全角化（HE×100）。C：ESD术后7个月，1.5%卢戈氏液染色见散在片状淡染区。D：ESD术后7个月，病理示食道鳞状上皮点状中-重度异性增生（HE×100）

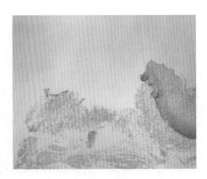

图7 外科手术组织病理示食管鳞状上皮
局部轻度异型增生，淋巴结转移 （－）（HE×40）

病例分析

　　食管癌是起源于食管黏膜上皮的恶性肿瘤，我国食管癌死亡率较高，居恶性肿瘤的第4位。早期食管癌如能得到及时有效的治疗，患者的5年生存率可以从10%提高至90%以上。因此，提高食管癌及其癌前病变的早诊早治水平对提高患者的生活质量及预后具有重要的意义。

　　由于早期食管癌及其癌前病变的患者症状往往不典型，应加强对食管癌高风险人群的筛查，根据《中国早期食管鳞状细胞癌及癌前病变筛查与诊治共识》，食管鳞癌的高风险因素包括：（1）长期居住于食管鳞癌高发区；（2）一级亲属有食管鳞癌病史；（3）既往有食管病变史（食管上皮内瘤变）；（4）本人有癌症史；（5）长期吸烟史；（6）长期饮酒史；（7）有不良饮食习惯如进食快、热烫饮食、高盐饮食、进食腌菜等。本病例患者长期居住于内蒙古通辽，为食管癌高发地区，长期大量吸烟、饮酒，高盐饮食、进食腌菜，均为食管癌高发因素，行胃镜检查时要密切观察食管病变。早期食管癌及癌前病变在白光内镜下可表现为黏膜颜色的改

笔记

变：斑片状发红或发白，边界欠清晰；黏膜形态的改变：轻度隆起或凹陷，黏膜粗糙，可伴有糜烂或结节，触碰易出血；血管纹理的改变：黏膜下血管模糊或消失发红、充血、轻度糜烂、黏膜粗糙、上皮增厚等特点，与鳞状上皮慢性炎症不易区分，极易漏诊，而随着内镜技术的不断发展，尤其是染色内镜、内镜窄带成像术（NBI）、放大内镜（ME）等技术的应用，极大地提高了早期食管癌及癌前病变的检出率。色素内镜是目前广泛使用的一种筛选早期食管癌的方法，最常用的染色方法是卢戈氏液（碘液）染色法。成熟的非角化鳞状上皮内含有丰富的糖原，与碘反应呈棕褐色。而食管癌或癌前病变细胞内糖原含量减少甚至消失，遇碘则呈淡染或不染色。利用此原理可有效地区分正常鳞状上皮与病变鳞状上皮，并能直观地观察病变黏膜的范围、边界、部位等，从而提高异型增生及早期食管癌的检出率。在低级别上皮内瘤变的诊断方面，碘染色的检出率高于 NBI，这与低级别上皮内瘤变的异型增生程度较低，上皮细胞腺管开口及黏膜毛细血管形态变化尚不明显，但细胞内糖原有明显变化有关。另外，碘染色对病变水平范围的评估优于窄带成像术（NBI）+ 放大内镜（ME）。因此对于食管癌高风险人群，若无碘过敏及无甲亢等禁忌证，无论白光内镜下是否发现病变，应常规行碘染色。NBI 不需染色即可以增强黏膜下血管与黏膜上皮的对比度，使血管结构显示清楚，且利于对黏膜凹窝和绒毛的观察。NBI + ME 可以更清晰的观察食管微血管结构，对早期食管癌的检出率可以达到97.2%，它主要是根据食管黏膜上皮乳头内毛细血管袢（IPCL）的不同形态来判断癌与非癌组织及诊断癌浸润深度，可能是目前判断早期食管癌浸润深度最准确的方法。

　　内镜下黏膜剥离术（ESD）具有创伤小、并发症少、术后生活质量高等优势，且术后 5 年生存率与外科手术相当。因此ESD 治疗早期食管癌目前受到了越来越多外科医生和患者的重视与认可，即便这个过程中充满了曲折和艰辛。ESD 治疗有其严格的适应证：绝对适应证指病变局限在黏膜上皮层（m1）或固有层（m2）；相对适应证是指病变浸润黏膜肌层（m3）或黏膜下浅层（sm1），未发现淋巴结转移的临床证据。内镜下精准的判断病变浸润深度有时很难，因此术后评估病灶是否达到了治愈性切除（包括标本大小、病变大小、病变性质、分化程度、边缘基底是否暴露、浸润深度和脉管浸润等）极为重要。若术后病理已经提示病变浸润到达或超过 sm2，则需要追加外科手术及放化疗等治疗。本病例患者因经济条件差未能及时追加手术，但由于该患者依从性好，能够动态监测病变发展变化，在病变发生转移前及时地追加了外科手术治疗。因此，医患间的相互信任与沟通，以及加强患者的依从性也是决定诊治结局的重要因素。

综上，在医疗和经济条件允许的前提下，对食管癌高危患者，行普通内镜同时结合碘染色、NBI + ME，及时发现病灶、准确判断病灶分布范围及浸润深度，不仅能极大地提高早期食管癌及癌前病变的检出率，还能为患者治疗方式的选择提供重要依据。

🔲 病例点评

此病例反映了早年间我院食管癌诊疗相关科室对早期食管癌的内镜下诊断及其 ESD 治疗由浅入深的认识过程。回顾整个病例，无论医生还是患者都走了很多弯路，根源在于对早期食管癌的诊治认识不足。借此病例，希望刚开始开展早期食管癌 ESD 治疗技术的医生能够从中有所启发。首先，要提高内镜下早期食管癌及癌前病变的诊断水平；其次，要准确地把握 ESD 治疗的适应证及术后追加外科手术的指征；再次，内镜医生掌握了 ESD 诊疗技术要面向全院进行推广，加强多学科间沟通、学习及交流；最后，加强病人的宣教、增强医患双方的信任与沟通、提高患者的依从性，这些在食管癌早诊早治中的作用是不可忽视的。

参考文献

1. Chen W, Zheng R, Zeng H, et a1. Annual report on status of cancer inChina, 2011. Chin J Cancer Res, 2015, 27（1）：2－12.

2. Merkow R P, Bilimoria K Y, Keswani R N, et al. Treatment Trends, Risk of Lymph Node Metastasis, and Outcomes for Localized Esophageal Cancer. J Natl Cancer Inst, 2014, 106（7）：766－776.

3. 中华医学会消化内镜学分会消化系早癌内镜诊断与治疗协作组. 中国早期食管鳞状细胞癌及癌前病变筛查与诊治共识（2015 年，北京）. 中华消化内镜杂志, 2016（1）：3－18.

4. Goda K, Dobashi A, Yoshimura N, et al. Narrow－Band Imaging Magnifying Endoscopy versus Lμgol Chromoendoscopy with Pink－Color Sign Assessment in the Diagnosis of Superficial Esophageal Squamous Neoplasms：A Randomised Noninferiority Trial. Gastroenterology Research and Practice，2015（1）：639462.

（关　琳　整理）

002 原发性十二指肠癌一例

病历摘要

患者男性，74岁，以"食欲不振3个月，呕吐1月余，加重3天"为主诉入院。

现病史： 患者3个月前无明显诱因出现食欲不振、腹胀，伴有反酸、胃灼热，无腹痛，口服胃肠动力药（具体不详）未见明显好转。2个月前于当地医院行胃镜检查提示：胃体可见条状充血、水肿、糜烂，胃内及十二指肠球有大量食物潴留（进镜至十二指肠球部），诊断为"2型糖尿病，糖尿病胃轻瘫，糜烂性胃炎，低钾血症"。予补钾、抑酸、保护胃黏膜、促进胃动力等对症治疗，病情好转出院。1个月前患者开始恶心、呕吐，7～8天呕吐1次，呕吐物为绿色水样物，无酸臭味，无腹痛。3天前呕吐频繁，1次/天，餐后加重，为进一步诊治而入我院。病来无头晕头迷，无呕血便血，精神略差，饮食睡眠差，大便干燥，2～3天1次，近1个月体重下降10余斤。高血压病史5年，最高达160/90mmHg，平素口服硝苯地平，2片日三次口服，血压控制于130/80mmHg左右。糖尿病病史15年，规律口服格列本脲，2片日3次口服，空腹血糖控制于6mmol/L左右，餐后血糖11mmol/L左右。

查体： 心肺查体未见异常，腹软，无压痛，胃区振水音阳性。

辅助检查： 全腹增强CT示胃壁及升结肠广泛水肿增厚，考虑炎性病变可能性大，右侧肾上腺改变，腺瘤可能性大，肝右叶、双肾囊肿，肝右叶点状高密度影，钙化或结石。颅脑 CT 示右侧侧脑室旁腔隙性脑梗塞，老年性脑改变，脑白质疏松。血清钾 3.06mmol/L，癌胚抗原 8.37ng/ml，空腹血糖 6.88mmol/L，血浆糖化血红蛋白 5.7%，肝功、甲功、血常规、尿常规、便常规 + 潜血均正常。

初步诊断： 1. 呕吐待查；2. 糜烂性胃炎；3. 低钾血症；4. 2 型糖尿病；5. 高血压病 2 级（高危组）。

考虑呕吐原因可能为：①十二指肠梗阻：患者呕吐绿色水样物，外院胃镜提示十二指肠球有大量食物，胃肠减压引出了黄绿色胆汁。②糖尿病胃轻瘫：本例患者有糖尿病病史 15 年，近期呕吐严重，胃镜提示胃蠕动差，未发现狭窄或占位性病变。但是患者血糖控制良好，应用胃肠动力药后呕吐仍加重。③神经源性呕吐：患者呕吐剧烈，应用抑酸及胃肠动力药治疗后未见明显好转，但患者并没有头痛等症状，且头 CT 检查结果不支持。

为进一步明确诊断，再次予患者行胃十二指肠镜检查，内镜所见：胃体散在数处隆起性糜烂，表面覆斑片状陈旧血痂，十二指肠球部可见食物残留，降部可见一处溃疡性肿物，病变处可见食物潴留，影响部分观察，取病理 2 块（取材困难）（图 8）。病理诊断为十二指肠降段高级别上皮内肿瘤，恶变（图 9）。

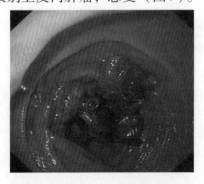

图 8　胃镜：十二指肠降段癌

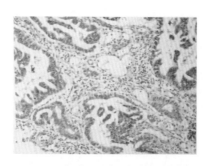

图 9　胃镜病理：十二指肠降段高级别上皮内肿瘤，恶变（HE×100）

最后确定诊断为：1. 十二指肠降段癌；2. 糜烂性胃炎；3. 低钾血症；4. 2 型糖尿病；5. 高血压病 2 级（高危组）。

转外科手术治疗，行全麻下开腹探查、十二指肠癌切除、十二指肠空肠吻合术，术后病理诊断为十二指肠高中分化腺癌（图 10）。患者术后恢复良好，随访 5 年患者无复发或转移。

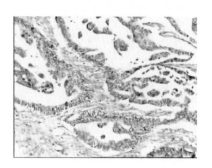

图 10　术后病理：十二指肠高中分化腺癌（HE×100）

病例分析

原发性十二指肠癌起病较隐匿，且没有特征性临床表现，以上腹痛、腹胀、恶心、呕吐、黄疸、消瘦为主要临床表现。病因至今尚未明确，现在公认的是与胆汁中的某些胆酸在细菌的作用下形成胆蒽和甲基胆蒽有关。原发性十二指肠癌肉眼形态大多为息肉型，其余为溃疡型、缩窄型和弥漫浸润型。病理以腺癌最多见，其中包括低分化腺癌、高分化腺癌、乳头状腺癌、黏液腺癌等，另外有类癌如纤维类癌等。原发性十二指肠癌由于症状不典型，故首诊的误诊及漏诊率较高，临床表现不典型、检出率低、活检取材部位不当及深度不够，都是造成漏诊的原因之一。而十二指肠降段癌常常因内镜检查中进镜深度不够更容易漏诊。本病例中第一次胃镜检查仅进镜至十二指肠球部，第二次胃镜检查进境至十二指肠降部发现肿瘤。

　　诊断十二指肠癌常用的辅助检查有内镜、上消化道造影、核磁共振（MRI）、胆总管成像（MRCP）、CT、B超及肿瘤指标的检测。内镜检查是发现和诊断原发性十二指肠癌的首选方法，可直接观察肿瘤的部位、形态、大小和范围，并行病理活检。但有学者认为内镜检查也有其缺陷：①内镜对十二指肠三、四段观察不满意，易受内镜盲区及检查者经验的影响；②内镜取材受限。因此，在行内镜检查时应注意以下几点：①内镜检查中要注意进镜深度，尽量观察十二指肠全长，常规检查至十二指肠降部（因降部是肿瘤好发部位）；对于初次内镜检查病理阴性，而临床又高度怀疑恶性肿瘤者应及时再次内镜检查；②对于十二指肠球部的溃疡应警惕，充分认识到十二指肠溃疡发生癌变的可能性，对溃疡面大、苔厚、底深、周围呈堤样隆起，尤其年龄较大患者、经正规治疗效果不佳者应行病理活检，必要时重复多次病理活检；③对于十二指肠三、四段的检测不能只限于内镜检查，可辅以消化道造影检查以提高阳性率；④对于十二指肠降部，特别是十二指肠乳头区的可疑病变如胃镜活检困难，应换用十二指肠镜检查并取活检；⑤原发性十二指肠癌可与胃、十二指肠球部溃疡并存，不能因发现以上部位病变而终止降部检查。对于十二指肠癌，早期手术仍是提高其生存率和改善生活质量的有效治疗措施，各种术式中以胰十二指肠切除术最优。本病预后较差，根治性手术 5 年生存率仅为 27%，故早期诊断和早期手术仍是重点。

病例点评

不要根据病史轻易得出诊断，诊断功能性疾病时一定要先排除器质性疾病。患者有糖尿病病史 15 年，出现了腹胀、恶心、呕吐等胃轻瘫症状，当地胃镜检查发现胃潴留，故诊断为糖尿病胃轻瘫；入我院后复查胃镜进镜至十二指肠降部发现十二指肠降段癌。十二指肠降段癌容易漏诊，需细心观察。当地医院胃镜检查时可能由于十二指肠有大量食物潴留影响观察，同时由于进镜深度不够而未发现十二指肠降段癌。临床医生一定要思维缜密，因为第一次胃镜检查已提示存在十二指肠球部以下部位梗阻，因此，应进一步检查明确此部位病变。

参考文献

1. Mignogna C，Simonetti S，Galloro G，et al. Duodenal epithelioid angiosarcoma：immunohistochemical and clinical findings. A case report. Tumori，2007，93（6）：619－621.

2. 张斌，于东风，刘弋. 90 例原发性十二指肠癌临床特征分析. 安徽医学，2012，33（6）：674－676.

3. Buchbjerg T，Fristrup C，Mortensen M B. The incidence and prognosis of true duodenal carcinomas. Surgical Oncology，2015，24（2）：110－116.

（谢　莹　黄玉红　整理）

笔记

003 出现幽门梗阻、肠梗阻、腹水的嗜酸粒细胞性胃肠炎一例

病历摘要

患者男性，33岁。2013年2月17日，患者因"间断胃灼热、嗳气3年，腹痛、腹泻2年，腹胀1年半"第一次入我科。3年前无明显诱因出现间断胃灼热、嗳气，当时未在意；2年前出现上腹痛，伴恶心、呕吐胃内容物，有隔夜宿食，腹泻，为稀水样便，每日20余次，于外院验血常规嗜酸性粒细胞比率（EOS%）18.4%，胃镜提示幽门梗阻、球腔变形，经抑酸等对症治疗效果不佳后，于外院因上述情况行胃大部切除术，术中见胃肥大水肿，壁肥厚，胃小弯及胃窦部表面可见淡黄色纤维素组织覆着，十二指肠球部与周围组织粘连，幽门管与十二指肠球部小弯侧肥厚、质硬，切除远端胃约2/3；剖开切除胃见窦部胃腔狭窄；术后病理汇报提示胃壁全层充血水肿较重，各层均有大量嗜酸细胞浸润，十二指肠壁各层也见大量嗜酸细胞浸润。病理诊断：嗜酸细胞性胃炎累及十二指肠。术后不适症状缓解，复查EOS% 16.4%，未予系统治疗。1年半前（术后5个月）患者出现腹胀、乏力，腹围增大，伴有尿量减少，腹泻，10~20次/天，夜间明显，为稀水样便，于外院查腹部超声提示盆腔积液。腹穿见腹水为淡黄色，镜下见大量中性粒细胞成分，未见瘤细胞。后就诊于我院门诊查全腹增强CT示肠梗阻，考虑升横结肠内容物梗阻所致，肠壁水肿，腹腔积液，腹膜后多发肿

笔记

大淋巴结，大网膜增厚伴密度不均匀，考虑转移不除外（图11），血常规 WBC 21.07×10^9/L，EOS% 70.4%。入我院外科后再次查胃镜示残胃炎伴胆汁反流、吻合口炎；肠镜未见异常；网膜超声提示上腹网膜增厚伴结节，肠管略增宽，腹腔积液；予补液、抗炎对症治疗，症状略缓解后出院。出院后自服中药（具体不详）1个月，自觉腹胀症状缓解，未复查。1个月前患者感冒后再次出现腹胀、腹泻症状，性质同前。于我院门诊查血常规（2013 - 1 - 23）：WBC 8.56×10^9/L，EOS% 27.8%。腹部超声：右上腹网膜略增厚，盆腹腔积液。后于某医院住院，化验血常规（2013 - 2 - 4）：WBC 17.38×10^9/L，EOS% 43.48%。全腹CT（2013 - 2 - 4）：贲门区食道下段管壁增厚，部分肠管管壁增厚，盆腔积液。予抑酸、利尿治疗，症状无好转。为系统诊治入我科。

既往史： 吸烟史7年，5支/天，戒烟2年。无粉尘及特殊物质接触史。无过敏史。

入院阳性查体： 腹部膨隆，上腹正中见一长约10cm纵行疤痕，移动性浊音阳性。

实验室检查： 血常规（2013 - 2 - 18）：WBC 34.50×10^9/L，EOS 28.32×10^9/L，EOS% 82.1%，血总IgE 411.30IU/ml，肝功酶学正常，ALB 32.8g/L，免疫球蛋白IgA 1.49g/L，IgG 14.4g/L，IgM 0.98g/L，AFP 7.97ng/ml，CA12 - 5 89.29u/ml，肾功、风湿三项、风湿抗体系列、尿常规、便常规正常。腹水常规：血性，微浊，细胞总数 4800×10^6/L，李凡他试验阳性，单个核细胞比率 PMN% 10%，分叶核细胞比率（MN%）90%，蛋白（积液常规）（PRO）40g/L，腹水淀粉酶正常。腹水涂片：可见大量嗜酸性粒细胞（90%以上）。胃镜：胃大部切除、毕罗Ⅰ式术后，残胃－吻合口炎，十二指肠水肿。病理：吻合口慢性炎症。肠镜：左半结肠黏膜水肿伴炎症改变。病理：降结肠慢性炎症伴嗜酸细胞浸润，直肠慢性炎症伴嗜酸细胞浸润（图12）。骨穿报告：嗜酸性粒细胞增多症。骨髓 F1P1L1/PDGFRa 融合基因定性检测阴性。结合患者既往病史及此次化验、检查资料，诊断为嗜酸粒细胞性胃肠炎。加用激素治疗：甲泼尼龙 120mg，日一次静点，3 天后复查血常规白细胞及嗜酸性粒细胞降至正常，腹部超声提示少量腹水（较前明显减少，基本消退）。改用泼尼松 60mg，日一次口服，序贯治疗，1 周后复查血常规嗜酸细胞仍为正常，激素逐渐减量至停药，减量过程中监测血嗜酸细胞均正常。

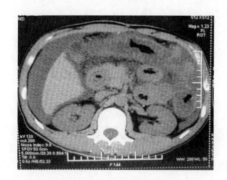

图 11　全腹增强 CT

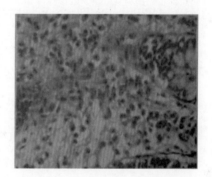

图 12　肠镜病理（HE×100）

病例分析

嗜酸粒细胞性胃肠炎（eosinophilic gastroentertis，EGE）是1937 年由 Kaijse 首次报道的一种不明原因的罕见疾病，是一种临床–病理疾病，以胃肠道组织中嗜酸性粒细胞（eosinophil granulocyte，EoS）弥漫性或节段性浸润胃肠道的慢性炎性疾病，临床诊断较困难。近年流行病学调查指出易患人群已由男性逐渐转变为女性，我国高发年龄为 40～50 岁。其发病与多种因素有关：过敏因素、自身免疫性状态、遗传、胃肠道感染、服用药物等，另外

笔记

还可能与高脂饮食、种族差异及体重指数（BMI）超标有关。目前发病机制尚未完全明确，EoS 局部浸润及脱颗粒和 Th2 反应为发病基础。目前认为 EGE 主要涉及两种变态反应，即 IgE 介导的 I 型变态反应和 Th2 介导的迟发性变态反应。

1970 年 Klein 等根据 EoS 浸润深度分为 3 型：黏膜型、肌层型及浆膜型。其中，黏膜型最常见，临床常表现为腹泻、腹痛、消化道出血、消化不良、贫血和蛋白丢失性肠病；肌层型表现胃肠道肉芽肿样改变；浆膜型表现为腹膜炎、浆膜腔积液。根据浸润部位可分为嗜酸性粒细胞性胃炎（eosinophilic gastritis，EG）、嗜酸性粒细胞性肠炎（eosinophilic colitis，EC），可同时发病，胃和小肠是最常见的部位。

目前 EGE 尚无统一诊断标准，外周血查嗜酸性粒细胞升高并不是诊断的金标准，内镜活检见大量嗜酸性粒细胞浸润是确诊关键。本病目前没有明确的治疗共识，治疗方法主要基于临床症状严重程度及经验。目前较公认的治疗原则是避免接触过敏源，抑制变态反应和稳定肥大细胞，达到缓解症状、清除病变的目的。部分患者可自发性自愈，但可复发。对于不能自愈患者目前主要治疗方法有饮食、药物及手术治疗。饮食疗法主要是避免摄入过敏源，其中易至过敏食物包括牛奶、豆类、小麦、蛋、坚果及海鲜。激素是治疗 EGE 的有效药物，能迅速缓解症状，并使外周血中嗜酸性粒细胞恢复正常。首选泼尼松，剂量及疗程遵循个体化原则，病情较重的患者起始剂量可用 1mg/kg 体重，一般患者用 30～40mg/天，病情好转后逐渐减量，使用 6～8 周。腹水患者建议首选甲泼尼龙 80～160mg/天，静脉滴注，3～7 天后再改为口服泼尼松治疗。对激素治疗不能完全缓解可联合应用硫唑嘌呤：50～100mg/天。由胃肠道肌层受累引起幽门梗阻的患者需行手术切除，如术后仍持续有症状，可选择小剂量激素维持治疗，建议剂量为 2.5～5.0mg/天。对于 EGE 未来治疗研究，需要对不同治疗的效果及安全性进行利弊权衡，并对预后进行评估，这将为临床制定后续维持治疗方案提供更强有力的理论支持。

病例点评

该患者为年轻男性，初次发病以幽门梗阻表现为主，发现外周血嗜酸性粒细胞明显升高，予手术治疗，后因复发于我院完善相关检查后，加用激素治疗，效果佳。通过治疗此病例，提示我们在临床工作中要警惕少见类型，即使临床表现以消化道梗阻为主，也不要盲目手术，内科激素药物治疗起着至关重要的作用，早期及时给予规律的激素治疗，能迅速缓解症状，使外周血中嗜酸性粒细胞恢复正常，同时减量过程中应注意序贯停药。

参考文献

1. Jensen E T, Martin C F, Kappelman M D, et al. Prevalence of eosinophilic gastritis, gastroenteritis, and colitis: Estimates from a national administrative database. Journal of Pediatric Gastroenterology & Nutrition, 2016, 62（1）: 36 – 42.

2. Jiang Y. Diagnosis and treatment of eosinophilic gastroenteritis: An analysis of 67 cases. World Chinese Journal of Digestology, 2013, 21（11）: 1035.

3. Chang J Y, Choung R S, Lee R M, et al. A shift in the clinical spectrum of eosinophilic gastroenteritis toward the mucosal disease type. Clinical Gastroenterology & Hepatology, 2010, 8（8）: 669 – 675.

4. Oshima T, Shan J, Okugawa T, et al. Down – Regulation of Claudin – 18 Is Associated with the Proliferative and Invasive Potential of Gastric Cancer at the Invasive Front. Plos One, 2013, 8（9）: e74757.

5. 张树荣，范宗江，李绕梅，等. 以腹水为主要表现的嗜酸细胞性胃肠炎临床分

笔记

析. 西南国防医药，2012，22（6）：616 – 618.

6. Carr S, Watson W. Eosinophilic esophagitis. Allergy Asthma & Clinical Immunology，2011，7（Suppl 1）：S8 – S8.

（李　丹　李异玲　整理）

004. 小肠腺癌一例

病历摘要

　　患者男性，50 岁，以间断腹痛 3 个月为主诉入院。患者 3 个月前受凉后出现腹痛，腹痛为阵发性，脐周为主，伴腹胀，一过性停止排气排便，有恶心呕吐，呕吐物为胃内容物，无呕血。在当地医院就诊，查立位腹平片示：中上腹气液平面。胃镜：浅表性胃炎伴胆汁反流。肠镜示：直 - 结肠炎。对症治疗后症状好转出院。出院后上述症状大约半个月发作一次，近 1 个月大约每周发病一次，2 天前患者症状再次发作，现为进一步诊治收入我科，病来一般精神状态可，睡眠及饮食正常，大便平素不成形，每日 3 ~ 4 次，小便正常，体重下降约 7 公斤。

　　既往史：否认高血压，冠心病，糖尿病病史。

　　药物过敏史：否认。

　　查体：T 36.4℃，P 78 次/分，R 16 次/分，Bp 119/74mmHg。神志清楚，发育正常，营养中等，睑结膜无苍白，巩膜无黄染，周身皮肤黏膜无出血点及瘀斑，未见肝掌及蜘蛛痣，齿龈无肿胀，浅表淋巴结未触及。腹平坦，腹型对称，未见胃肠型，未见腹壁静脉曲张，腹软，左下腹、右下腹深压痛，无反跳痛，无肌紧张，未触及包块。肝脾肋下未触及 Murphy 征阴性，肝脾区无叩击痛，移动性浊音阴性。肠鸣音 3～4 次/分，未闻及气过水音及高调肠鸣音。双下肢无浮肿。

辅助检查：（外院）立位腹平片示：中上腹气液平面。胃镜：浅表性胃炎伴胆汁反流。肠镜示：直－结肠炎。

初步诊断：不完全肠梗阻？浅表胃炎伴胆汁反流。结肠炎。

入院后完善下列检查：立位腹平片（图13）：膈下未见游离气体，中腹部可见肠气影，肠管无扩张，其内未见气液平面。全腹CT平扫＋增强（64排）（图14）诊断意见：肝及左肾内小囊肿。肝左叶异常血流？结肠壁水肿，请结合临床。口服泛影葡胺胃肠道造影（图15）示食道胃肠黏膜显示不良。食管各段轮廓完整，黏膜连续、走行自然，贲门开放良好，造影剂通过顺利。胃大小弯轮廓光整，胃角存在，胃黏膜皱襞未见增粗，未见异常隆起及凹陷型病变。十二指肠球及各段未见异常。口服造影剂 1 小时后，各组小肠及回盲部未见异常改变。

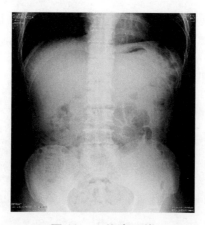

图 13　立位腹平片

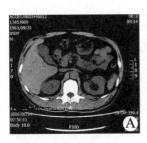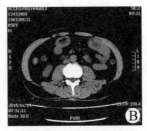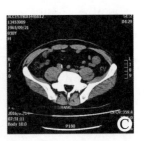

图 14　全腹 CT 平扫 + 增强

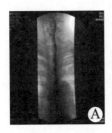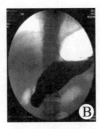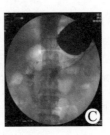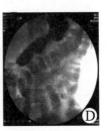

图 15　口服泛影葡胺胃肠道造影

　　患者胃肠镜及全腹增强 CT 均未见明显异常，考虑不除外小肠疾病，在完善泛影葡胺造影未见明显异常基础上，考虑患者不除外小肠疾病，行胶囊小肠镜检查。胶囊小肠镜（图 16）：肠道清洁度一般，部分肠腔残留较多肠液。胶囊在体内工作时间：8 小时 50 分。胶囊工作 2 分后进入胃，所见胃黏膜条状充血糜烂。胶囊于 15 分后通过幽门进入十二指肠，在小肠内工作 8 小时 35 分，十二指肠球部黏膜散在点状充血，胶囊运行至空肠中远段时见肠腔狭窄，狭窄处可见黏膜充血水肿，远端似可见溃疡，胶囊受阻于此处，未能继续下行。病灶近端肠黏膜散在斑点状充血。X 线透视下观察（图 17）：智能胶囊位于盆腔内耻骨联合上方。患者胶囊于小肠滞留，滞留处可见肠腔狭窄，考虑不除外占位病变，决定行小肠镜检查：1. 取病理。2. 取出滞留胶囊。小肠镜结果如下（图 18）：经口进镜，进镜约 180cm（似相当于空肠远段或空回肠交界处）见环周溃疡性病变，底不平，覆黄白苔，周围黏膜环堤状隆起，肠腔狭窄，镜身无法通过。取材 5 块，取材困难。

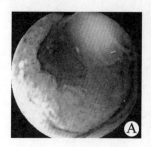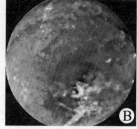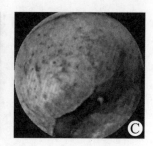

图 16　胶囊小肠镜

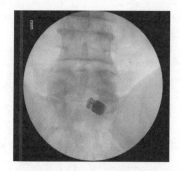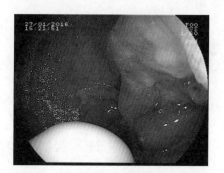

图 17　X 线透视　　　　　　图 18　小肠镜

　　患者考虑小肠肿瘤，有不全肠梗阻表现，请外科会诊并手术。
手术记录如下：全麻起效后，病人平卧位，留置导尿，常规消毒铺
巾。取右侧经腹直肌切口，逐层切开入腹。术中见小肠肿物位于空
回肠交界处，肿物侵及浆膜，环腔生长，小肠腔狭窄，考虑为小肠
肿瘤，决定行肠切除，肠吻合术，分束结扎切断肿物所在小肠系膜
血管，直至肿物两端各约 5cm，切断小肠送术中病理，术中病理回
报：小肠肿瘤：腺癌。使用康迪 25.5 型吻合器对小肠实施端侧吻
合，用 FHY － 60 － 1 闭合器闭合小肠断端。吻合口处浆肌层加固，
缝合确实，肠腔通畅，血运良好。闭合系膜。探查术区无活动出
血，清点纱布器械无误，逐层结节缝合，术毕。术后病理（图
19）：镜下所见：癌细胞呈不规则腺状排列，核大深染，异型性明

显，诊断意见：（小肠肿瘤）：腺癌（中分化，侵及外膜）。

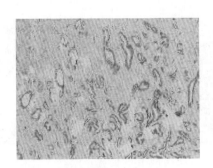

图 19　术后病理（HE×100）

病例分析

　　腺癌、平滑肌肉瘤和恶性淋巴瘤是最常见的三种小肠恶性肿瘤。小肠恶性肿瘤的发生部位与其组织类型有关；十二指肠腺癌最多，占 2/3 左右；发生在空肠的恶性肿瘤以恶性淋巴瘤和平滑肌肉瘤多见；回肠恶性肿瘤中恶性淋巴瘤占半数，其次为腺癌，平滑肌肉瘤。

　　小肠恶性肿瘤男性发病率稍高于女性，年龄在 30～38 岁，高峰发病年龄 60～80 岁。腹痛是最常见的症状，其次为恶心，呕吐，少量胃肠出血、肠道肿块、梗阻和体重减轻。若发现小肠梗阻、小肠出血、肠套叠和体重减轻，说明肿瘤已进入晚期，根治性手术切除可能性小。

　　腺癌好发于十二指肠，亦可发生在空肠，位于回肠者较少。通常腺癌结节样隆起或息肉样凸入肠腔，或在肠壁内浸润生长形成环状狭窄。早期病变浸润较局限，晚期广泛，局部淋巴结转移常见。远处转移常累及肺、骨、肾上腺等部位。

　　腺癌治疗首选手术，手术后五年存活率仅为 15%～30%，无法手术者可化疗，有效率小于 30%，由于小肠和阑尾腺癌极罕见，目

笔记

前尚无专有指南。目前没有一项有效方便的检查手段可用于筛查小肠腺癌。

病例点评

小肠腺癌发病率低，临床少见，部分基层医院没有胶囊小肠镜及小肠镜，诊断及治疗都有很大难度，容易误诊漏诊，临床上，反复发作的肠梗阻症状为主的病人，在胃肠镜均无异常的情况下，需注意有无小肠疾病的可能，目前我们关于小肠的检查有 CT，钡透，胶囊小肠镜及小肠镜等。对于没有明显梗阻的病例，胶囊小肠镜由于可以观察到小肠全程而为首选，对于有消化道梗阻或狭窄病人，建议首选小肠镜。胶囊小肠镜及小肠镜受条件限制，不是所有医院均能进行此项检查，对于高度怀疑小肠疾病的病例，建议必要时转上级医院检查确诊。

（敖　然　整理）

005 小肠弥漫性淋巴滤泡增生症一例

病历摘要

患者女性，26 岁，间断腹胀、腹泻 2 个月，加重 1 个月入我院。患者病来间断发热，伴中下腹隐痛，偶有恶心，无呕吐，无其余不适。既往健康。查体未见异常。

生化检验： 血清蛋白电泳示 γ 球蛋白 23.7%（↑）。血清免疫球蛋白示 IgG 21.20g/L（↑）。^{13}C 尿素呼气试验阳性。

物理检查： 胃镜示（图 20）：十二指肠降部黏膜密布大小约 0.2cm 的结节样隆起，色白。十二指肠活检病理示（图 21）：十二指肠黏膜充血，重度慢性炎细胞浸润，淋巴组织增生。结肠镜示（图 22）：盲肠、全结直肠散在斑点状充血，未见糜烂、溃疡及新生物；末端回肠密布结节状增生。末端回肠黏膜取病理活检示（图 23）：重度慢性炎细胞浸润，淋巴组织增生。免疫组化：CK 上皮（＋），CD3 滤泡外（＋），CD20 滤泡（＋），PAX - 5 滤泡（＋），CD21（＋），CD68 灶状（＋），K167 生发中心（＋），Bcl - 2 生发中心外（＋）。小肠胶囊内镜示：十二指肠、空肠及回肠黏膜密布结节状隆起，平均 0.2～0.3cm，表面光滑，未见溃疡，未见活动性出血灶。全身淋巴结彩色多普勒超声示：左右颈部、左右腹股沟可见数个淋巴结回声。骨髓穿刺活检结果示：骨髓大部分区域增生极度低下；局部小部分区域成熟淋巴细胞略增多，网状纤维染色（＋）。骨髓细胞检查结果示：白细胞减少。PET/CT 检查结果提示：腹盆腔内、腹膜后区多发淋巴结影，部分肿大大，部分代谢略增高，余未见明显异常。

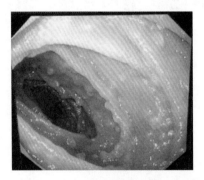

图 20　十二指肠结节样隆起图

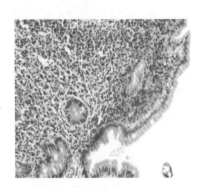

图 21　十二指肠中度炎症伴淋巴组织增生（HE×100）

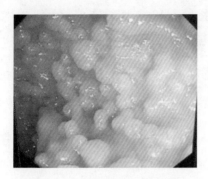

图 22　末端回肠结节状增生

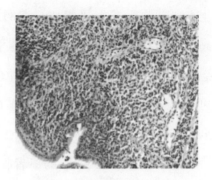

图 23　末端回肠中度炎症伴
淋巴组织增生（HE×100）

临床诊断： 粒细胞减少症，结节性淋巴滤泡增生症。

治疗： 予以调节肠道菌群、修复肠黏膜治疗后略好转，择期复查内镜。

病例分析

结节性淋巴滤泡增生症（NLH）的特征在于存在多个小结节，直径通常在 2～10mm 之间。在胃、大肠、直肠，更多地在小肠中分布。组织学特征为弥漫性或局灶性分布的显性增生，有丝分裂活性的细胞中心和固有层中发现明确的淋巴套。本病可以发生在所有年龄组，主要在儿童中发病，在成人中多发生于免疫缺陷病人。

NLH 的病因尚不明确，在儿童中多见于难治性便秘、病毒感染、食物过敏患者中，疾病多局限于直肠，结肠和末端回肠，为良性进程且有自限性；在成人中，多与免疫缺陷有关。大约20% 患有可变免疫缺陷病（CVID）的成人被发现患有 NLH。NLH 同时与 IgA 缺陷有关，并且在人类免疫缺陷病毒（HIV）感染患者中也有报道。CVID 的特征在于 IgG、IgA 和/或 IgM 的水平显著降低，上呼吸道和下呼吸道的复发性感染，自身免疫性疾病，淋巴滤泡增生，恶性肿瘤发生率增加。本例患者 IgA、IgM 均正常，IgG 稍增高，且肺 CT 未提示感染，与上述表现不符。幽门螺旋杆菌（Hp）感染参与 NLH 的发生，并且严重的是 Hp 感染诱导的胃淋巴结增生可引起幽门梗阻。Khuroo 等报道了一个包括 40 名 NLH 患者的大队列研究，研究表明在病因学上 NLH 与 Hp 感染相关，与持续 Hp 感染的患者相比，根除 Hp 的患者临床反应和损伤显著消退。此外有文献报道，家族性腺瘤性息肉病和加德纳综合征也与病变主要累及末段回肠的 NLH 相关。

NLH 多数无症状，偶有腹痛、慢性腹泻、出血等。由于大量增生导致肠梗阻的非常罕见，且主要发生于儿童。Colon 等发表了一项回顾性分析，结果提示在 147 个患有 NLH 的儿童中 32% 的患儿出现直肠出血。成人 NLH 患者中，胃肠道出血罕见，但也可能表现为大量、复发性或直肠出血。NLH 的患者易合并贫血及维生素缺乏，有研究表明 NLH 容易引起小肠吸收不良，导致贫血、脂溶性维生素缺乏，凝血酶原时间（PT）延长等。本例患者尚无贫血，叶酸、维生素 B_{12} 正常，但铁蛋白降低。NLH 为内脏和非常罕见的肠外淋巴瘤的危险因素，本例患者骨髓穿刺活检结果尚不支持淋巴瘤诊断。

NLH 的诊断主要靠内窥镜检查，通过组织病理学确定诊断。NLH 内镜下表现为多发的直径为 2 ~ 10mm 的黏膜息肉样隆起，大小不一，但直径通常不超过 5mm，可见于胃，小肠（末段回肠最常见）和直肠/结肠中。当 NLH 累及小肠时，钡餐及胶囊内镜检查可帮助诊断、除外并发症（如淋巴瘤）及确定病变累及小肠的范围。该患者小肠胶囊内镜结果提示结节样增生弥漫分布于全小肠。NLH 的内镜下表现可与家族性腺瘤性息肉病、多发性淋巴瘤性息肉病及错构瘤等非常相似，明确区分依赖病理检查。

笔记

能够引起小肠弥漫性结节样增生的还有贾第虫感染，与 NLH 内镜下表现极为相似，临床症状主要为腹泻、腹痛、腹胀，且用一般消炎、营养肠黏膜等治疗无法根治。贾第虫病与 NLH 主要依靠粪检及小肠取样活检加以鉴别。贾第虫病患者免疫球蛋白多正常，通过灭滴灵治疗后可出现粪检转阴、肠道症状减轻和结节性淋巴样增生好转。此例患者存在腹泻、腹痛症状，采用一般修复肠黏膜治疗无法根治，IgA、IgM 均正常，IgG 稍增高，但粪便常规检验未见异常，与贾第虫病不符，但若腹泻、腹痛等症状长期不缓解，必要时可行十二指肠液引流，在引流液中寻找是否存在贾第虫滋养体，亦可做十二指肠、空肠活检，在黏膜中寻找滋养体。

该患者免疫组化结果提示：CK 上皮（＋），CD3 滤泡外（＋），CD20 滤泡（＋），PAX－5 滤泡（＋），CD21（＋），CD68 灶状（＋），K167 生发中心（＋），Bcl－2 生发中心外（＋）。其中相对有诊断意义的为 CD20 滤泡（＋），PAX－5 滤泡（＋）。CD20、PAX－5 在 B 细胞起源的淋巴母细胞瘤中阳性率较高，且 PAX－5 较 CD20 特异度及敏感度更高。本例患者虽 CD20 及 PAX－5 均为阳性，但该患者骨髓穿刺活检及 PET/CT 检查结果暂不支持淋巴瘤诊断，需密切复查全身淋巴结彩超，随诊。

病例点评

NLH 的治疗现无共识性方案，主要为对症治疗，病症本身通常不需要干预。据报道，根除 Hp 可减轻并减小 NLH 结节大小和密度，但不可能导致完全消退。患者需定期随访淋巴瘤及其他恶性肿瘤的发生。本例患者经调节肠道菌群、修复肠黏膜对症治疗后症状略好转，拟半年后复查。

笔记

参考文献

1. Albuquerque A solely. Nodular lymphoid hyperplasia in the gastrointes tinal tract in adult patients：A review. World J Gastointest Endosc，2014，6（11）：534－540.

2. Khuroo M S，Khuroo N S，Khuroo M S. Diffuse duodenal nodular lymphoid hyperplasia：a large cohort of patients etiologically related to Helicobacter pylori infection. BMC Gastroenterology，2011，11（1）：1－12.

3. 刘芳勋，吴静，林香春，等 . 小肠结节性淋巴滤泡增生症一例 . 中华临床医师杂志：电子版，2013，7（2）：894－895.

4. Sharma V，Ahuja A. IMAGES IN CLINICAL MEDICINE. Nodular Lymphoid Hyperplasia. New England Journal of Medicine，2016，375（3）：e3.

（兰雨桐　杨美琪　刘维新　整理）

006　Meckel 憩室伴出血一例

病历摘要

患者男性，32 岁，以"间断便血 20 年"为主诉入院。患者 20 年前开始无诱因出现便血，每次排暗红色便 2000～3000ml，3～4 年发作一次，发作时有头迷、心悸、乏力，无意识障碍，发作前无明显腹痛等腹部不适，排便后偶有腹部绞痛，上述症状给予止血药等对症治疗后，出血均可缓解。曾于外院行胃镜、结肠镜及小肠镜检查未见异常。因症状反复发作为明确病因就诊于我院消化内科。

既往史：无高血压、冠心病病史，无恶性肿瘤病史。

入院查体：神清，营养中等，皮肤巩膜无黄染，睑结膜无苍白，心肺听诊无异常，腹平坦，腹软，无压痛，无反跳痛及肌紧张，未触及包块。肠鸣音 3~4 次/分，未闻及气过水音及高调肠鸣音。

入院诊断：消化道出血。

入院后完善相关检查，血常规：WBC 6.14×10^9/L，RBC 4.22×10^{12}/L，Hb 115g/L，PLT 233×10^9/L；血生化：K^+ 4.07mmol/L，Na^+ 141.2mmol/L；肝肾功：正常范围；肿瘤系列：未见异常；便隐血（－）；免疫相关及结核等指标未查。纤维胃十二指肠镜及纤维结肠镜检查：未见特殊异常；胶囊内镜检查示：回肠（似中段）隆起性病变，考虑黏膜下或外压可能性大（图 24）；全腹增强 CT 显示：回肠远段囊袋状突起，Meckel 憩室可能大，其颈部管壁增厚，性质待定（图 25、图 26）。综合相关辅助检查结果，考虑患者回肠病变，不除外间质瘤或 Meckel 憩室，转入外科手术治疗。

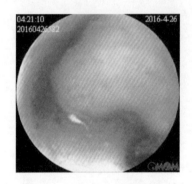
图 24　胶囊内镜示隆起性病变

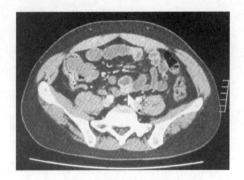
图 25　全腹增强 CT 示回肠
　　　　远段囊袋状突起

手术过程：术中探查，距回盲瓣 80cm 处小肠系膜缘见直径约 3cm 憩室样改变，余胃肠道未见异常，术中诊断 Meckel 憩室，行小肠部分切除术。游离结扎切断憩室所在小肠系膜及血管，直至两侧正常血管，裸化肠管，切除含憩室在内小肠 5cm，行小肠对端四列吻合，吻合确实，通畅，血运良好，可容两指通过，闭合小肠系

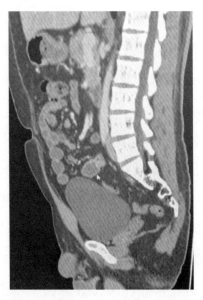

图 26　全腹增强 CT 示回肠远段囊袋

膜。探查术区无活动性出血，逐层结节缝合。

术后病理：肠管组织伴黏膜增生（图 27）。

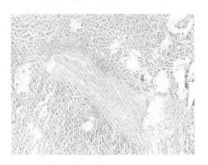

图 27　术后病理示肠管组织伴黏膜增生状突起
（HE 染色：200 倍放大）

术后诊断：Meckel 憩室；下消化道出血。术后恢复良好，随访
2 年，未再出现腹痛、黑便等症状。

病例分析

Meckel 憩室（Meckel's diverticulum，MD）又名回肠憩室，是

胚胎时期卵黄囊在退化、吸收过程中，近端退化不全，残留未完全闭合的畸形管道，多位于回肠肠系膜的对侧。MD 是真性憩室，于 1809 年由 Meckel 命名，是小肠最常见的先天性憩室，发生率约为 2%～4%，儿童多见。MD 的发生没有性别差异，但有症状的 MD 男性多于女性，比例为 2：1 到 5：1。MD 在小肠的位置变异不定，多数位于成人小肠距回盲瓣 100cm 之内，有个别报道距回盲瓣 150cm 以上者。一般憩室长度为 2～5cm，直径 2cm 左右，憩室直径小于回肠直径。MD 有独立的血管供应，其血运来自于肠系膜上动脉。关于 MD，有一个"2 原则"：MD 人群发病率为 2%；通常发现于 2 岁以内的儿童；长 2 英寸、直径 2cm；距离回盲瓣 2 英尺；有症状的 MD 男性发病率为女性的 2 倍；仅 2% 患者有症状。

MD 是卵黄管的残留体，内衬于卵黄管的细胞具有分化多种黏膜的潜能。大约 50% 的病例含有异位组织，但是在有症状型 MD 中的比例为 75%，异位黏膜中有 60%～85% 为胃黏膜，其后依次为胰腺、结肠黏膜、子宫内膜、肝胆组织等。胃、胰组织分泌胃液、消化酶可引起憩室邻近肠黏膜损伤甚至穿孔，同时消化液的刺激也会增加癌变倾向。

MD 多数为无症状型，常在影像学检查、其他腹部手术及尸检中偶然发现，临床上诊断较为困难，多因并发症就诊。MD 并发症发生的风险为 4.2%～6.4%，包括肠梗阻、肠套叠、炎症、出血、肠穿孔、肠坏死、Littre 疝、肿瘤等，重者可发展为感染性休克，甚至死亡。MD 并发症常以急腹症如腹痛、腹胀、呕吐、便血等形式出现，儿童（＜4 岁）易表现为梗阻，而成年人易表现为出血。年龄小于 50 岁、男性、憩室长度大于 2cm，以及存在组织学上的异常组织的患者更易出现并发症。因其临床发病率低，临床表现缺乏特异性容易误诊。

笔记

目前对于 MD 的术前诊断手段有限，仅 4% ~6% 的病例在术前确诊。诊断主要依靠以下几种辅助检查方法：

（1）^{99m}Tc 扫描：憩室异位胃黏膜组织能够大量摄取^{99m}Tc，是一种安全无创且较为敏感的检查方法，当合并出血时阳性率更高，对于 MD 诊断的敏感性及特异性分别为 85% 及 95%。但无法用于定性诊断及精确定位，核素浓染部位可能是积血部位而非出血部位，炎性病变、肠道梗阻或血管丰富的病变易导致假阳性。

（2）胃肠钡餐检查：优势在于成本较低，对仪器设备要求不高，但其诊断率较低，可能由于憩室炎症和梗阻使钡剂不易填满憩室，从而产生假阴性。消化道钡餐检查有诱发或加重肠梗阻风险，急性出血及肠梗阻患者不宜采用。

（3）小肠血管造影（digital subtraction angiography，DSA）：有助于活动性下消化道出血患者明确出血部位及病因，仅能辨认出血量大于 0.5ml/min 的活动性出血，检出率高达 76% ~80%。DSA 无法对肠道黏膜及管壁病变进行有效的观察。

（4）内镜：主要包括双气囊小肠镜、单气囊小肠镜及胶囊内镜。双气囊小肠镜可对全小肠黏膜进行直接的观察并且同时活检行病理学检查，但耗时长，对医师的内镜操作技术要求较高。胶囊内镜（capsule endoscopy，CE）具有非侵袭性，无放射性危害，病变检出率较高，并发症较少等特点。但研究结果显示，气囊辅助式小肠镜对 Meckel 憩室的检出率显著高于胶囊镜（P<0.01）。

（5）CT：CT 对于诊断 MD 特异性不强，表现为起源于回肠的圆形或管状盲端，鉴别阑尾对于诊断 MD 非常重要。MD 伴并发症时 CT 有相应表现，对于评估伴急腹症患者的病情具有重要意义。

MD 的治疗以手术为主，无论发生何种并发症，手术切除憩室为第一选择。MD 患者往往被误诊为急性阑尾炎而进行手术，手术中若发现阑尾炎症不重，而患者疼痛症状较重，需探查末端回肠。对于开腹手术偶然发现的 MD 是否需要手术切除存在争议。预防性手术治疗带来并发症的风险约为 1%，考虑到 MD 发生并发症的风险高达 5%～6%，所以对于无症状型 MD 仍建议手术切除。腹腔镜手术具有损伤小、痛苦轻、并发症少、恢复快等优点，在腹腔镜下可将 MD 分为单纯型及复杂型，根据不同类型选择不同术式。

病例点评

1. MD 伴出血是 MD 最常见的并发症，占症状型 MD 的 30%，由异位的胃黏膜分泌胃酸及胃蛋白酶引起。MD 伴出血发作无明显规律，通常无明显腹痛，严重程度常与憩室受损大小有关。^{99m}Tc 扫描对于存在异位胃黏膜的 MD 是最敏感的检查方法。

2. 该患者长期消化道出血史，出血量较大，根据临床症状特点及胃镜、结肠镜检查结果，考虑为小肠病变。患者行消化道造影及胶囊内镜检查未明确病变部位，全腹增强 CT 提示 MD 可能性大，手术及术后病理结果证实为 MD。

3. MD 合并出血最佳的治疗手段为手术切除病灶，原则是完全切除憩室，不残留憩室组织，视具体病情决定手术术式。

4. MD 伴并发症者临床症状不典型，极易误诊，常常被认为是急性阑尾炎、肠炎及其他原因引起的肠炎或肠梗阻。临床对于不明原因的贫血、消化道出血、腹痛、肠梗阻的患者要考虑是否存在小肠憩室，并进一步检查并完善相关检查，避免延误病情。

参考文献

1. Chen J J, Lee H C, Yeung C Y, et al. Meckel's Diverticulum: Factors Associated with Clinical Manifestations. Isrn Gastroenterology, 2015, 2014: 390869.

笔记

2. Murruste M, Rajaste G, Kase K. Torsion of Meckel's diverticulum as a cause of small bowel obstruction: A case report. World Journal of Gastrointestinal Surgery, 2014, 6 (10): 204 – 207.

3. Rashid O M, Ku J K, Nagahashi M, et al. Inverted Meckel's diverticulum as a cause of occult lower gastrointestinal hemorrhage. World Journal of Gastroenterology, 2012, 18 (42): 6155 – 6159.

4. 李琴, 李中跃. 梅克尔憩室的诊断进展. 中华实用儿科临床杂志, 2015, 30 (19): 1518 – 1520.

5. Kotha V K, Khandelwal A, Saboo S S, et al. Radiologist's perspective for the Meckel's diverticulum and its complications. The British Journal of Radiology, 2014, 87 (1037): 20130743.

6. Platon A, Gervaz P, Becker C D, et al. Computed tomography of complicated Meckel's diverticulum in adults: a pictorial review. Insights Imaging, 2010, 1 (2): 53 – 61.

7. Xue B Y, Tang Q Y. Hemorrhage and intestinal obstruction secondary to a Meckel's diverticulum: a case report. Rev Esp Enferm Dig, 2018, 110 (1): 66 – 67.

8. Lin X K, Huang X Z, Bao X Z, et al. Clinical characteristics of Meckel diverticulum in children. Medicine, 2017, 96 (32): e7760.

9. 俎站飞, 麻琬如, 宁守斌, 等. 气囊辅助小肠镜和胶囊内镜对 Meckel 憩室诊断价值分析. 消化内镜杂志, 2015, 32 (1): 38 – 40.

10. Malik A A, Shams – ul – Bari, Wani K A, et al. Meckel's Diverticulum – Revisited. Saudi J Gastroenterol, 2010, 16 (1): 3 – 7.

11. Kotecha M, Bellah R, Pena A H, et al. Multimodality imaging manifestations of the Meckel diverticulum in children. Pediatric Radiology, 2012, 42 (1): 95 – 103.

（邴 浩 李异玲 整理）

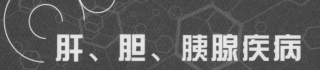

肝、胆、胰腺疾病

007 肝血管平滑肌脂肪瘤并胃巨大间质瘤一例

病历摘要

患者女，67岁，以"上腹部不适伴嗳气二周"为主诉入院，患者于二周前无明显诱因出现上腹部不适，伴有嗳气，无腹痛，无反酸及胃灼热，无发热，就诊于当地医院行 CT 检查诊断为"腹腔占位性病变"，就诊于我院，病来食欲差，近期体重下降 3 公斤。

既往史：高血压病 20 年，甲状腺功能亢进 3 年。

查体：腹软，全腹无压痛，未触及包块，余查体未见明显异常。

入院后化验血生化，血常规，血肿瘤系列等未见明显异常；行彩超示相当于左肾上腺与脾脏面交界处可见 11.61cm×8.87cm 混合性回声，中心部位无回声，上缘呈网状，与脾脏相贴（图28）；上腹部增强 CT 检查提示：左上腹部见一巨大肿物影，大小约 9.0cm×8.0cm×10.0cm，边缘清晰，有分叶，病灶上部内侧缘与胃底关系密切，病灶周围部分有强化，中央部分无强化，肝左叶外侧段一圆形低密度灶，无强化，边缘清晰，肝右后叶见两个低密度灶。CT诊断：左上腹巨大肿物，胃间质瘤可能性大，肝左叶小囊肿可能性大，肝右后叶低密度灶，性质待定；行胃镜检查提示：穹窿部偏前壁近贲门可见一巨大不规则隆起，直径 4.0cm×5.0cm，表面可见较深溃疡，底不平，覆污秽苔，质地硬。

诊断：胃底隆起性病变，胃癌可能性大（图29）。

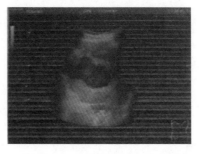

图28 超声检查结果：相当于左肾上腺与脾脏面交界处可见
11.61cm×8.87cm 混合性回声，中心部位无回声，
上缘呈网状，与脾脏相贴

综合患者病史及辅助检查，考虑胃底占位，建议患者超声内镜检查，患者家属拒绝，要求外科手术治疗，仰卧位，全麻成功后，常规消毒铺巾，取上腹部正中切口，探查腹膜无明确结节，肝脏左叶膈面可见一约 0.5cm×0.8cm 血管瘤，边缘可见一约 0.3cm 白色

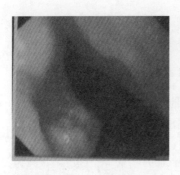
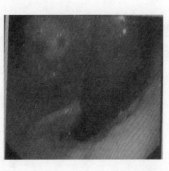

图29　胃镜检查结果：穹窿部偏前壁近贲门可见一巨大不规则隆起，直径
　　　4.0cm×5.0cm，表面可见较深溃疡，底不平，覆污秽苔，质地硬

结节，予以切除后送检，术中病理回报：肝组织及纤维血管结缔组织。胃底占位，较巨大，大小约10cm×8cm×9cm，表面血管怒张，脾脏受累，游离大网膜，注意保护胃网膜右血管弓及胃右血管，闭合胃远端，切断胃左血管，断食管，分别切断胃膈韧带，胃后血管，脾膈韧带，脾结肠韧带，双重结扎切断脾动静脉，联合脾，肿瘤及胃近端大部整块切除。

术后病理示胃低度恶性间质瘤；肝脏左叶膈面一0.5cm×0.8cm血管瘤，边缘一0.3cm×0.4cm白色结节，切除后送检，提示：肝血管平滑肌脂肪瘤（图30）。

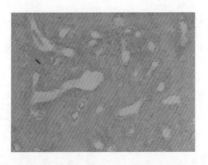

图30　肝组织内局部见血管、平滑肌、脂肪组织增生

患者术后恢复良好，正常出院，术后联合化疗，随访一年无复发。

笔记

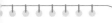 病例分析

胃间质瘤起源于间质的梭形细胞肿瘤，占胃恶性肿瘤的 1% ~ 2%，男性发病率高于女性，好发于胃底部，也可见于胃窦部，胃间质瘤生长速度缓慢，肿瘤较小时无明显症状，按照生长方式可以分三种：（1）腔内型，向黏膜面生长；（2）腔外形，向浆膜面生长；（3）哑铃型，同时向黏膜面与浆膜面同时生长；腔内型最常见，约占 50%。本例病人为哑铃型，由于部分病灶向浆膜面生长，内镜下判断病灶大小并不可靠，超声内镜可判断浸润深度和病灶大小。首选手术治疗，具体手术方式可以根据病灶大小、生长方式的不同而选择，本例患者选择根治性近端胃大部切除术联合脾切除术。术后联合化疗，随访一年无复发。

肝血管平滑肌脂肪瘤是由成熟的脂肪细胞、血管和平滑肌组织构成，是一种非常少见的良性间叶性肿瘤，1976 年由 Okuda 首次报道，本病多见于女性，大部分为单发性，多发性者文献报告仅占 6.7%。本病尚无恶性的文献报告，临床病人 37% 是以腹痛就诊，而 60% 以上无任何症状和体征，多于其他检查时发现。肝血管平滑肌脂肪瘤术前诊断主要依靠影像学检查，CT 检查脂肪表现有助于鉴别诊断，当肿物脂肪组织较多时容易诊断，而平滑肌或者血管成分较多时很难诊断，增强 CT 表现为肿块密度不均，三期均出现强化，可与肝细胞癌相鉴别。本病确诊后，应积极手术治疗。

胃间质瘤与肝血管平滑肌脂肪瘤都起源于间叶组织，两种疾病可能存在某种相同的致病因素。至今尚无两种疾病发生于同一病人的文献报告，据文献报道，胃肠间质瘤表达与骨髓 MSCs 相同的表面标志 CD133，CD90 和 CD44，且肿瘤细胞呈均质性；并认为胃肠

笔记

道间质瘤可能是依赖于 Kit 癌基因的原始细胞克隆性增殖形成。MSCs 是中胚层来源的具有自我更新和多向分化潜能的非造血性成体干细胞，在体内主要分布于骨髓，同时也分布于其他结缔组织和器官间质中，如脐带血，脑，肝脏，肾脏，肺等。MSCs 不仅能够分化为间质组织细胞，还可分化为非中胚层组织如脂肪细胞，骨细胞，软骨细胞，心肌细胞，神经细胞等。其确有可能是胃肠间质瘤的组织起源。故本例胃间质瘤与肝脏血管平滑肌脂肪瘤的发病机制是否与 MSCs 相关，需进一步探讨。

📋 病例点评

1. 胃间质瘤和肝血管平滑肌脂肪瘤都起源于间叶组织，临床上发现多器官病灶一定要引起重视，不要因为胃部病灶比较大而忽略较小的肝脏病灶。

2. 治疗上应积极早期手术，病理诊断仍然是金标准，密切随访也很重要。

参考文献

1. Kyle R A, Gertz M A, Wizig T E, et al. Review of 1027 patients with newly diagnosed multiple myeloma. Mayo Clin Proc, 2003, 78 (1): 21 - 33.

2. 汪娟，徐阳，傅铮铮，等. 以急性肝衰竭为首发表现的 IgM 型多发性骨髓瘤一例. 中华血液病杂志，2012，33 (8): 636.

（常 冰 整理）

008 布-加综合征误诊为肝硬化一例

病历摘要

患者男性,28 岁,因腹胀 2 年,双下肢浮肿 1 年,加重 1 个月,于 2009 年 11 月 6 日入院。2 年前始,患者无明显诱因自觉全腹胀,伴乏力,无双下肢浮肿及尿少,无食欲不振及呕吐,大便正常,在某大医院诊为"肝硬化、肝功能失代偿期",经保肝、利尿治疗好转出院。此后反复出现腹胀,近 1 年伴双下肢浮肿、尿少及呼吸困难,曾先后 8 次在省内多家医院住院治疗,均诊为"肝硬化、肝功能失代偿期"。病来无鼻衄及齿龈出血,无呕血及黑便,无发热、皮疹及关节痛,无明显体重下降。

既往史: 无肝炎、血吸虫病、结核、肾病及心脏病病史,无大量饮酒史。家族中无类似疾病患者。

体格检查: T 36.4℃,P 84 次/分,R 16 次/分,Bp 130/80mmHg,巩膜无黄染,浅表淋巴结未触及肿大,无肝掌及蜘蛛痣,右下肺呼吸音弱,未闻及干、湿罗音,心脏检查未见明显异常,腹平软,未见腹壁静脉显露及曲张,全腹无压痛,肝脏肋下约 1cm,脾脏肋下约 1cm,Ⅱ°硬,触痛阳性,移动性浊音阳性,双下肢指压痕阳性。

辅助检查: 血常规:WBC 5.86×10^9/L,粒细胞比率 82%,RBC 4.98×10^{12}/L,HGB 148g/L,PLT 121×10^9/L。腹水常规:蛋

笔记

白 11g/L, 粘蛋白试验（＋）, 细胞数 $70 \times 10^6/L$, 分叶核占 25%。胸水常规：蛋白 15g/L, 粘蛋白试验（－）, 细胞数 $90 \times 10^6/L$, 分叶核占 40%。肝功：ALT 31U/L, ALP 113U/L, GGT 131U/L, TP 46.6g/L, ALB 26.1g/L, TBIL 27.4μmol/L, DBIL 11.2μmol/L。肝炎病毒标志物（－）。凝血三项：PT 15 秒, Fg 3.68g/L, PT 活动度 76%。CA12－5 313.2U/ml。肾功、血沉、结核抗体及免疫自身抗体均未见异常。彩色超声：右肝静脉管腔未显示，左肝静脉增宽，入口狭窄，中肝静脉入口未显示，中肝静脉与左肝静脉之间交通支形成，下腔静脉肝后段管腔变窄（图 31）。肝、肺 CT：肝硬化，食管、胃底静脉曲张，脾大，腹水，右侧胸腔积液（图 32）。肝静脉、下腔静脉造影：中肝静脉显示，左肝、右肝静脉闭塞，下腔静脉全段充盈不良，显示不清（图 33）。

入院后初步诊为肝硬化、肝功能失代偿期，给予静脉滴注复方二氯醋酸二异丙胺 80mg, 1 次/天，氨基酸 250ml, 1 次/天，口服呋塞米 20mg, 1 次/天，螺内酯 60mg, 1 次/天，治疗 7 天病情无明显好转。因该患 2 年前发病时即有腹水，当时肝功、凝血三项、血常规均正常，既往无肝炎、血吸虫病、结核、肾病及心脏病病史，无大量饮酒史，2 年期间病情无明显恶化，所以我们高度疑诊为布－加综合征（BCS）, 并行肝静脉、下腔静脉超声检查，结果证实了我们的诊断，此后又行肝静脉、下腔静脉造影进一步确诊，经球囊导管扩张左肝静脉，患者双下肢浮肿消退，胸、腹水消失，肝功恢复正常。

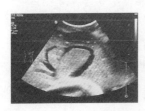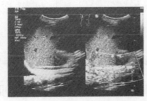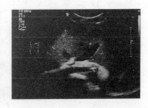

图 31　肝静脉和下腔静脉彩色超声所见

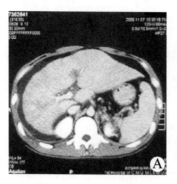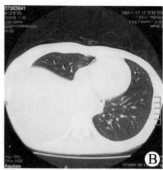

图 32　肝脏、肺脏 CT

注：A：肝 CT；B：肺 CT

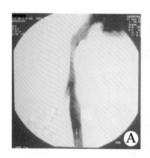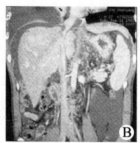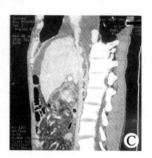

图 33　肝静脉和下腔静脉造影

注：A：肝静脉造影；B：下腔静脉造影矢状位片；C：下腔静脉造影轴位片

病例分析

　　布 - 加综合征（Budd - Chiari syndrome，BCS）是由肝静脉和/或其开口以上段下腔静脉阻塞性病变引起的，伴或不伴下腔静脉高压为特点的，一种肝后性门脉高压病。1800 年和 1890 年 Budd 和 Chiari 分别描述了本病，故称 BCS。张小明等将 BCS 分为三种类型、六个亚型：下腔静脉膜性狭窄（Ⅰa 型）、局限性阻塞（＜5cm，Ⅰb）、弥漫性阻塞（＞5cm，Ⅰc）；肝静脉膜性狭窄（Ⅱa）、弥漫性阻塞（Ⅱb）；下腔静脉与肝静脉混合型（Ⅲ型）。

　　BCS 是一种全球性疾病，北印度、南非、中国、日本等国家和地区高发。病因至今尚未完全明确，发病较早者，多因先天性发育异常所致；发病年龄较晚者，常与血液高凝状态、肿瘤、外伤、红细胞增多症、慢性白血病、口服避孕药、妊娠或分娩、邻近肝静脉或下腔静脉的感染等因素有关。近年来认为 BCS 亦可发生于骨髓增生性疾病、白塞病、阵发性睡眠性血红蛋白尿症、抗磷脂综合征、肉状瘤病、隐源性肠病、高半胱氨酸血症，以及维生素缺乏等疾病。

本病病程数天至数年不等，临床表现与阻塞部位和阻塞程度有关。单纯的肝静脉阻塞者，临床表现以门静脉高压症状为主，患者主要有消化不良、顽固性腹水、脾功能亢进等表现，晚期可出现呕血与黑便。合并下腔静脉阻塞者，则同时出现门静脉高压和下腔静脉阻塞综合征的症状，患者双下肢、会阴部肿胀，自下而上的胸腹壁、腰背部浅静脉曲张，可有心慌、气短等心功能不全的症状，由于肾静脉回流障碍，可引起肾功能不全的表现，包括尿量减少、全身水肿等。晚期病人可出现严重营养不良、消化道大出血、肝肾功能衰竭等。少数急性起病的患者，可有急性肝衰竭表现，出现肝性脑病、黄疸进行性加深，死亡率较高。

影像学检查可为 BCS 提供有价值的信息，对无法确诊，但又不能排除本病的患者，我们应行彩超筛选，朱峰等报道彩超检查的诊断符合率为 97.73%，张和平等报道为 72%，彩色多普勒既能观察病变部位的形态、结构，又能了解血流动力学改变，可明确判断血管阻塞的部位、程度、范围及侧支循环情况，并可对病情分型，适合对患者作筛选检查，亦可作为术后随访和疗效判断的主要手段。血管造影，包括下腔静脉造影、选择性肝静脉造影，以及上、下腔静脉双重插管造影等，是诊断 BCS 的金标准，可清楚地显示病变的部位、阻塞的程度、类型及范围，对指导手术意义重大，且在造影的同时可行球囊导管扩张术和内支架植入术，诊治兼上，一举两

笔记

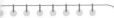

得。彩色多普勒和选择性静脉造影联合应用几乎可以使 BCS 的诊断率高达 100%。

Valla 提出如下治疗策略：首选内科保守治疗，包括抗凝治疗、改善危险因素、利尿、预防门静脉高压等，其次行球囊导管扩张术及内支架置入术，再其次行经颈静脉肝内门腔支架分流术（TIPS），最后是肝移植，按此治疗策略，可使 BCS 的 5 年生存率达 90%。临床上，我们应根据患者不同的类型及全身各脏器功能情况，来选择不同的治疗方案。

BCS 并不罕见，由于临床表现差异很大，具有复杂性和多样性，误诊率极高，有报道，初诊误诊率高达 66.22%，以误诊为肝硬化概率最高，占 44.44%。分析原因：①对本病缺乏充分的认识，先入为主，对以肝脾大、腹水为主要表现者首先考虑常见病肝硬化；②影像学检查误导，彩超的诸多征象与肝硬化相似，个别医院缺乏血管造影检查条件；③接诊医生临床经验不足，综合分析能力差。本例患者无肝炎、血吸虫病、结核、肾病及心脏病病史，无长期大量饮酒史，肝功能损伤较轻（发病初期肝功能正常），无脾功能亢进，肝硬化伴胸水、腹水，肝脏不缩小，反而增大，2 年期间病情无明显恶化，这些都提示我们该患者绝不是简单的肝硬化，在 2 年的时间里，患者曾先后 8 次在多家医院住院治疗，均因医生未注意综合分析而导致较长时间的误诊。

📋 病例点评

BCS 临床表现差异很大，误诊率极高，对 BCS 的诊断要注意以下几点：①仔细、认真询问病史；②注意观察临床症状和体征；③充分利用现代医疗检查手段和设备（腹部超声探查是诊断 BCS

首选的、有价值的、非创伤性的检查，血管造影是确立 BCS 诊断的最有价值的方法）；④全面准确分析病情，这样才能减少或避免误诊，使患者得到及时的诊治。

参考文献

1. Murphy F B, Steinberg H V, Shires G T, et al. The Budd – Chiari syndrome. AJR Am J Roentgenol, 1986, 147（1）：9 – 15.

2. Zhang X M, Li Q L. Etiology, treatment, andclassificationofBudd – Chiarisyndrome. 中华医学杂志（英文版），2007，120（2）：159 – 161.

3. Valla D C. Primary Budd – Chiari syndrome. J Hepatol, 2009, 50（1）：195 – 203.

4. 朱峰，程辉，鲁重美. 布加综合征 90 例临床分析. 北京医学，2002，22（1）：10 – 12.

5. 张和平，勒海英. 布加综合征的影像学诊断. 中华误诊学杂志，2000，4（10）：1478 – 1479.

（林　红　整理）

009　肝动脉门静脉瘘致消化道大出血一例

病历摘要

患者女性，73 岁，以"间断黑便半年，加重伴呕血 3 天"为主诉入院。患者于 2015 年 7 月始间断出现黑便，量不多，未就诊。入院 3 天前再次出现黑便数次，总量约 700g，并伴有呕吐鲜血，总量约 200ml，伴有头晕，收入院进一步治疗。

既往史： 否认肝炎、血吸虫、结核病史，否认酗酒史、特殊用药史，否认外伤及手术史。

入院查体： T 36.5℃，P 90 次/分，R 18 次/分，BP 100/55mmHg。神志清楚，巩膜无黄染，睑结膜苍白，浅表淋巴结未触及肿大。心肺查体无异常。腹部略膨隆，腹软，无压痛、反跳痛，肝脾肋下未触及，移动性浊音阳性，肠鸣音 5 次/分，双下肢轻度浮肿。

辅助检查： 血常规：白细胞 4.85×10^9/L，血红蛋浓度 70g/L，血小板 87×10^9/L。肝功能：酶学正常。肾功能、肝炎标志物及血清肿瘤标志物无明显异常。

入院后给予对症止血治疗，但患者于入院第二天再次呕吐鲜血，总量约 1000ml，伴有血压下降，给予输血、补液及止血治疗后，立即联系急诊查胃镜检查示：食管静脉曲张，行全腹增强 CT 示：肝动脉门脉右干瘘可能性大，肝硬化，腹水，食管、胃底静脉曲张，右肾萎缩。立即联系介入科行肝动脉造影，显示肝右叶可见肝动脉 - 门脉瘘（图 34），门脉主干及分支显影提前，置入 4mm 微钢圈 2 枚，3mm 微钢圈 2 枚，复查肝动脉造影仍有少许造影剂外溢，复用 300 ~ 500μm 明胶海绵 1/2 支，再次造影显示瘘消失（图 35）。术后 1 个月随访，患者未再有消化道出血。

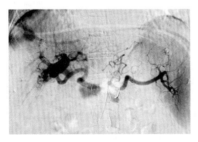 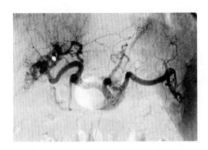

图 34　肝动脉 - 门脉瘘（可见　　　图 35　治疗后：肝动脉 -
　　　　造影剂外溢）　　　　　　　　　　　门脉瘘消失

病例分析

肝动脉门静脉瘘（hepatic arterioportal fistulas，HAPFs）是一种血管畸形性疾病，患者的肝动脉与门静脉间存在异常血流通道，致使大量动脉血流入门静脉，引起门脉高压。1886 年，Weigert 首次报道了一例肝动脉门静脉瘘，临床表现为门静脉高压症；1892 年，Sachs 又报道了一例儿童肝动脉门静脉瘘，最后此患者死于食管静脉曲张破裂出血。其病因可分为先天性和后天性。先天性病因包括遗传性疾病（Osler－Weber－Rendu syndrome；Ehlers－Danlos syndrome）、先天性动静脉畸形、先天性肝脏淀粉样变和血管瘤。后天的常见病因有肝脏外伤、医源性肝脏穿刺、内脏动脉瘤、外科手术、肝脏肿瘤侵袭，肝癌为后天性 HAPFs 最常见病因。该例病例患者既往无手术及外伤史，无肝炎及肝肿瘤病史，没有引起后天性 HAPFs 的这些常见病因，且该患者发现右肾萎缩多年，故考虑可能为先天性血管畸形。

HAPFs 病人临床表现取决于动静脉瘘的位置、瘘口大小，以及肝脏对肠系膜和门静脉血流增加的应变能力。因此在临床上可以没有任何症状，也可表现为：（1）门静脉高压症：可引起食管胃底静脉曲张破裂出血和腹水；（2）心衰：回心血量增加致右心衰；（3）肠道局部缺血：由于肝动脉血流阻力降低、腹腔内血流重新分布，肠系膜供血减少，可出现动脉窃血现象致小肠缺血性疼痛；（4）胆道出血：较少发生，体检时肝区可摸及震颤或听到连续性血管杂音。该病例中患者以消化道出血为首发症状，主要表现为门脉高压，食管静脉曲张及腹水。因良性疾病合并 HAPFs 的发病率很低，其临床表现与常见的肝病性门静脉高压类似，诊断存在一定困难。诊断 HAPFs 首先要细问病史，如患者有门脉高压而无肝炎、肝癌、腹部创伤、手术史等，需警惕 HAPFs。但最后确诊还需各种影像学检查，数字减影血管造影（DSA）可作为金标准。其影像学特点为：门静脉显影早、可显示瘘的近端肝动脉扩张及门静脉扩张伴有侧支循环，不仅能明确诊断，且能了解动静脉瘘的部位和范围，为确定治疗方式提供重要依据。本例患者行腹部增强 CT 时提示增强早期动脉门脉右干远端同时显示，再进一步行肝动脉造影示肝右叶可见较大动 - 门脉瘘，门脉主干及分支显影提前，同时给予介入治疗，再次造影显示肝动脉 - 门脉瘘消失。

目前研究证明栓塞治疗是绝大多数的肝动脉门静脉瘘的第一选择。优点包括死亡率低、创伤小、安全有效、可重复栓塞等。缺点是当瘘口直径较大时不易栓塞，栓塞材料可能进入门静脉，对弥散型 HAPFs，单次栓塞治疗可能效果不佳。当栓塞治疗失败时可行外科手术治疗。治疗方法有：肝外或近肝门的瘘应结扎肝动脉；而肝内瘘应切除肝段或肝叶，甚至找到瘘将其直接切调。Tannuri 等报道一例伴有严重营养不良、慢性腹泻和消化道出血的 2 岁儿童的 HAPFs，使用肝左动脉栓塞及结扎等治疗无效，行手术治疗将瘘涉及的肝段切除后症状好转。但外科治疗本身就能导致肝动脉门静脉瘘。本例患者介入治疗后消化道出血症状消失，随访一个月未再有消化道出血。

病例点评

1. 针对消化道出血的病例，该病例以消化道出血为首发症状，而且患者出血量较大，有失血性休克表现，应给予积极行急诊胃镜、CT 及介入造影检查以明确病因。

2. 值得学习的是：对于一些没有明显腹部体征，没有明确肝病病史及外伤史的患者而出现门脉高压、心衰、肠道的局部缺血的病例应高度怀疑肝动脉门静脉瘘的可能性，应做到早发现、早诊断、早治疗。

3. 肝动脉造影应作为诊断及治疗 HAPFs 的首选，因其既能明确诊断，也能了解动静脉瘘的具体情况，为下一步治疗提供依据，并可同时完成栓塞治疗。在介入栓塞治疗失败时可考虑外科手术作为补充。

参考文献

1. 黄洪华，李勇军. 肝细胞癌肝动脉门静脉分流形成的相关因素分析. 介入放射学杂志，2012，2（3）：206 - 210.

2. 李春霞，兰春慧. 肝动静脉瘘的研究进展. 国际消化病杂志，2014，34（4）：238 - 240.

（王宁宁　常　冰　整理）

010　布-加综合征（肝静脉广泛阻塞型）一例

病历摘要

患者男性，14 岁，以"腹胀 2 周"为主诉入院，患者于 2017 年 5 月自觉腹围逐渐增加，偶有剑突下胀痛，伴食欲不振，厌油腻食物，尿量减少，茶色尿，腹泻，偶有恶心，未吐，1 个月体重增加约 15kg。就诊当地医院完善肝胆脾增强 CT 及肺 CT 提示：肝硬化，双侧肾前筋膜及腹膜增厚，腹腔积液，双侧腹壁软组织脂肪密度增高，胆囊炎；胃壁增厚水肿，腹腔内及腹膜后见多发淋巴结显示及肿大，下腔静脉肝内段管腔狭细，其上下方管腔未见明显狭窄；右下肺炎症，双侧胸腔积液。对症予以腹水引流等治疗，为进一步明确病因转入我院。

既往史：无吸烟饮酒史，无肝炎病史，无长期服用肝损伤药物史，无手术、输血史。

家族史：母亲曾产后出现腹水，于当地医院检查怀疑肝癌，经对症治疗后好转，目前可正常生活。父亲体健。

入院查体：T 36.5℃，Bp 118/83mmHg，P 76 次/分，R 17 次/分。神清，无贫血貌，无面色晦暗，无睑结膜苍白，皮肤巩膜无黄染，未见肝掌及蜘蛛痣，浅表淋巴结未触及。听诊右下肺呼吸音略弱，心音无异常。腹部膨隆，腹壁可见"紫纹"，左下腹可见腹腔引流管留置，腹软，无肌紧张、压跳痛、反跳痛。肝脾肋下未触及，肝区叩痛阴性，Murphy 征（-），移动性浊音（+），肠鸣音 3~5 次/分，双下肢无浮肿，右膝可见散在瘀斑，双下肢明显搔抓痕。

入院后完善相关化验检查提示白细胞及粒比升高，肝功、凝血明显异常，其中 PTA <40% 提示肝衰竭，血清肿瘤标志物 CA12-5 860.90U/ml，CA19-9 29.60 U/ml。腹水常规提示：漏出液。腹水中 CA12-5 399.80U/ml。住院期间重要的化验结果具体参考表1。甲、乙、丙、戊肝炎标志物均正常，血清淀粉酶、血清脂肪酶、血清尿酸、铜蓝蛋白正常、风湿抗体系列、AMA-M2 阴性，抗心磷脂抗体阴性，便常规、尿常规基本正常。完善肝胆胰脾超声（图36）提示：肝静脉迂曲变细，管壁不光滑。门脉管腔内不清晰，血流充填不良。肝硬化，腹水。脐静脉开放。胆囊壁不均匀增厚。肝脏超声弹性值23Kpa。网膜、腹膜超声提示结构疏松，未见结节。

肺部 HRCT 提示右肺下叶炎症可能性大，右侧胸腔积液。胃镜提示浅表性胃炎伴胆汁反流，未见食管胃底静脉曲张。

表1　化验结果

		入院后	治疗1个月	出院前
血常规	WBC(×10^9/L)	11.95	9.56	12.90
	NE(%)	60.6	56.7	83.8
肝功	ALT(U/L)	125	43	33
	AST(U/L)	240	73	35
	ALP(U/L)	201	118	86
	GGT(U/L)	152	108	125
	ALB(g/L)	28.6	32.1	35.9
	TBIL(μmol/L)	29.3	33.7	47.1
	DBIL(μmol/L)	18.3	23.9	24.9
凝血四项	PT(s)	22.0	20.3	19.7
	Fg(g/L)	1.87	1.27	1.45
	PTA(%)	39	44	47
	INR	1.94	1.75	1.69
	APTT(s)	46.1	44.1	38.4
D - 二聚体	(μg/ml)	8.88	6.64	

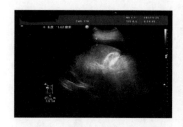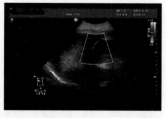

图36　肝硬化，腹水，脐静脉开放

经主任医师查房，确定诊断为：肝硬化；失代偿期 Child - Pugh C 级；亚急性肝衰竭。完善常见肝硬化原因筛查，无肝炎、饮酒等病史，结合患者病史、查体及化验检查，故应进一步筛查能够引起肝硬化少见因素，如肝窦静脉综合征、布加综合征等。完善门静脉CTV（图37、图38）：门静脉CTV未见确切异常。下腔静脉肝内段狭细，布-加综合征？肝硬化，腹水。胆囊炎。肠系膜根部及腹膜后多发淋巴结肿大。扫描所及双侧胸腔积液。下腔静脉造影及肝静脉造影（图39）提示下腔静脉局部狭窄，但血流通过流畅。肝静脉汇入下腔静脉区域狭窄，肝静脉远端未显示。心脏超声提示正常范围。双下肢动、静脉彩超血流正常，未见血栓。下腔静脉彩超提示（图40）：下腔静脉肝后段管腔狭窄，血流通畅。中肝静脉、左肝静脉无法显示，右肝静脉隐约显示。三支肝静脉显示不清，血流未见显示。门脉高压。

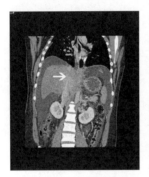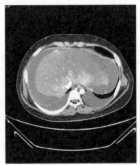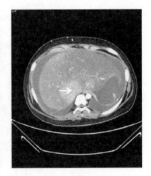

图37　门静脉CTV未见异常，肝上部分下腔静脉未见明显狭窄，
肝内段下腔静脉狭窄严重，最狭窄处几近闭塞

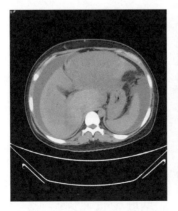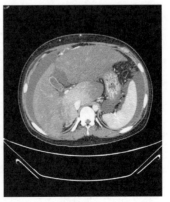

图38　肝硬化，肝脏密度明显不均，尾状叶增大，肝裂增宽，
肝脏周围可见大量腹水。胆囊壁增厚

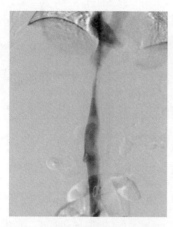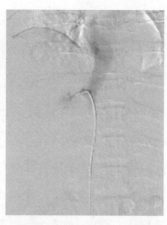

图39 下腔静脉及门静脉造影：下腔静脉狭细，显示肝静脉汇入
下腔静脉区域狭窄，肝静脉远端未显示

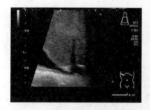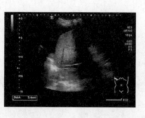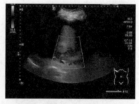

图40 下腔静脉彩超：下腔静脉肝后段管腔狭窄，血流通畅。中肝静脉、
左肝静脉无法显示，右肝静脉隐约显示。三支肝静脉显示不清，
血流未见显示。肝内也未见明显侧支血管

结合下腔静脉造影、肝静脉造影及下腔静脉彩超，进一步确诊为：布加综合征（肝静脉广泛阻塞型）；肝硬化；失代偿期 Child - Pμgh C 级；亚急性肝衰竭。为进一步确定布加综合征（Budd - Chiari syndrome，BCS）遗传学病因，完善该患者全基因组测序，测序结果为：F V Leiden、F Ⅱ G20210A、JAK2 V617F 等常见突变均为阴性。患者住院期间予抗凝，间断输注血浆纠正肝衰竭，利尿、间断补充白蛋白、腹水穿刺引流、腹水浓缩回输减轻腹胀，改善微循环，保肝，抗纤维化，抗感染，纠正离子紊乱等治疗，主要以减降低门脉压力及缓解腹胀等对症支持治疗为主。抗感染治疗中患者曾出现抗生素相关性腹泻及低钾血症，均对症处理。本例为 BCS

（肝静脉广泛阻塞型）合并亚急性肝衰竭，无法行支架解除梗阻，TIPS 风险较大，肝移植为最佳选择。出院前复查相关化验检查，血象中白细胞未见明显好转，肝功、凝血等较前好转。肝胆脾超声提示肝硬化，左叶回声不均匀，肝静脉显示不清，胆囊壁水肿样增厚，脾大，腹水。肝脏弹性值：70Kpa。门静脉超声（图41）：向肝血流量减慢，脐静脉为离肝血流。门脉主干变细，海绵样变细待除外。脐静脉开放。腹部血管超声提示（图42）：肝硬化改变，腹水，门脉高压，脐静脉开放，脾大。下腔静脉肝后段管腔狭窄，三支肝静脉显示不清，右后上肝静脉可见血流汇入下腔静脉，门静脉与下腔静脉间见侧枝形成。胆囊壁增厚。出院后继续行保肝治疗，继续随访中。

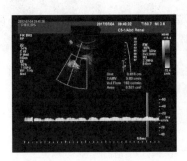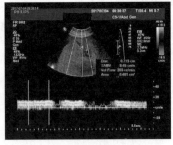

图41　门静脉超声：门脉主干变细，海绵样变细待除外；
脐静脉开放，为离肝血流

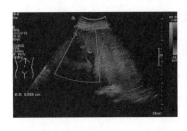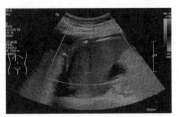

图42　腹部血管超声：下腔静脉肝后段管腔狭窄，三支肝静脉
显示不清，右后上肝静脉可见血流汇入下腔静脉，
门静脉与下腔静脉间见侧支形成

病例分析

布加综合征是指因肝静脉（Hepatic vein，HV）阻塞所引起，可发生于从肝静脉至下腔静脉（Inferior vena cava，IVC）入右心房口处的任何部位及任何性质的阻塞，但要除外由心脏疾病引起的肝静脉流出道阻塞及肝窦阻塞性病变。1845 年，英国内科医生 George Budd 首先描述了肝静脉血栓形成导致的 BCS，1899 年，澳大利亚病理学家 Hans Chiari 首次叙述了 BCS 的病理学表现，后人便以这两个人的名字来命名该病。BCS 在西方国家被认为是少见病，其发病率约为 1/百万，但在中国的发病率约为 10/百万，一项法国的回顾性研究发现 BCS 患者 5 年生存率为 80% ～90%，约 11.3% 的 BCS 患者在 18 年的时间内发展为原发性肝癌（Hepatocellular carcinoma，HCC）。本病病因较复杂且存在地理差异。在欧美国家中，BCS 以凝血功能紊乱疾病所致肝静脉血栓形成为主，根据引起血栓形成不同病因分为遗传和获得性因素，其中遗传性因素包括骨髓增生性疾病、遗传性易栓症、JAK2 V617F 突变、Leiden V 因子突变、G20210A 凝血酶原基因突变、蛋白质 C 缺乏、蛋白质 S 缺乏、抗凝血酶缺乏症等；获得性因素有抗磷脂抗体阳性、高同型半胱氨酸血症、阵发性睡眠性血红蛋白尿、口服避孕药、怀孕等；在亚洲，以下腔静脉阻塞更常见，不一定有血栓形成异常相关疾病，遗传性因素多为血栓形成家族史，可能存在突变基因遗传；获得性因素被认为多与特殊环境因素及饮食习惯或感染有关，如高碘饮水地区及高强度农业劳作人相对多见。在中国曾报道了数百至数千 BCS 病例，所以 BCS 在我国并不罕见。Zhang W 等人研究发现在中国 BCS 患者平均年龄 36.29 ± 1.28 岁，男女比例为 3∶2，大部分 BCS 患者分布在黄河下游地区和整个淮河流域。BCS 是一种肝后性门脉高压疾病，无论肝静脉流出道阻塞的原因如何，肝窦压力和门脉高压迅速增加，导致肝静脉充血和对周围窦状肝细胞的缺血性损伤，如果肝窦压力没有被及时治疗和干预，会很快进展为结节性再生、肝纤维化、肝硬化甚至肝癌。

根据 2010 年《布加综合征介入诊疗规范的专家共识》BCS 分为肝静脉型、下腔静脉型及混合型。2017 年进一步提出 BCS 亚型分类，其中肝静脉型 BCS 又分为：①肝静脉/副肝静脉膜性阻塞；②肝静脉节段性阻塞；③肝静脉广泛性阻塞；④肝静脉阻塞伴血栓形成。肝静脉广泛性阻塞型 BCS 是指肝静脉多支主干发生全程闭塞或重度狭窄，结合肝静脉及下腔静脉造影可确诊，其发生率占肝静脉阻塞型 7.63%，多见于青少年患者，相对罕见。

BCS 临床表现是多样化的，可出现急性肝衰竭、肝昏迷，也可完全无症状。腹痛、腹水、肝肿大为 BCS 三联征，也有高达 20% 的患者是完全无症状的。其症状出现的时间及病情轻重主要取决于肝静脉及下腔静脉阻塞程度，而非病程长短。BCS 根据病程长短可分为急性期（病程不超过 4 周）、亚急性期（病程超过 4 周不超过 24 周）及慢性期（病程超过 24 周）。急性和亚急型期 BCS 患者可能会有以下症状，如消化不良，腹胀，腹痛，严重黄疸，顽固性腹水，肝脾肿大，门脉高压，胃肠道出血甚至肝功能衰竭。如果没有适当的治疗，可能很快进展为肝衰竭甚至死亡。慢性期一般不易早期发现，只有表现出腹痛、肝肿大、腹水等症状时才可能引起关注。BCS 患者早期患者肝功能尚可，晚期可出现瘀血性肝硬化。

BCS 多表现为慢性病程，故早期诊断困难。除临床表现外，影像学检查在疾病的诊断中起着重要作用，其可以全面、准确地显示 IVC 及 HV 阻塞部位、程度，是否合并血栓及癌灶的位置、大小等，这也是制定正确治疗方案的前提。常用的影像检查方法有彩色多普勒超声、CT、MRI 及 DSA。彩色多普勒超声检查可以更好地展现肝内血管分布，对 BCS 的诊断率达 87.5%，是诊断和随访的首选方法。CT 和 MRI 对显示肝静脉流出道障碍有一定作用，也能更好地显示肝实质区减少灌注或坏死情况，清晰地展现解剖结构，有助于手术。DSA 是确诊 BCS 的金标准，肝活检不是 BCS 诊断的必要条件。布加综合征（肝静脉广泛阻塞型）典型超声表现为肝静脉主干呈条索样，血流信号不显示；CT 或 MRI 表现为肝脏体积显著肿大，大量腹水，而肝静脉主干不显示；肝静脉造影找不到肝静脉主干，肝内仅可见网织状细小的血管影。此种类型介入治疗困难，预后较差，是经颈静脉肝内门体分流术（Transjμgular intrahepatic portosystemic shunt，TIPS）和肝静脉再造、肝移植的适应证。

随着影像医学与血管腔内技术的发展，腔内治疗因微创、操作简单、可重复进行等优点已经成为 BCS 首选的治疗方式。由于病因及病变分型不同，故临床治疗方式也有所差别。欧美围家的患者多为肝静脉血栓形成所致的闭塞，故多采用抗凝及 TIPS 治疗，单纯开通治疗者少。国人多见混合型及下腔静脉型，治疗上多以腔内开通为主。根据 2015 年欧洲肝脏病学会推荐治疗指南，建议阶梯式治疗策略。（1）所有 BCS 的患者先行内科保守治疗，包括抗凝（无抗凝禁忌证者）及病因及症状性门脉高压的治疗；（2）肝静脉或下腔静脉短段狭窄的患者，球囊扩张/支架置入术应作为一线治疗手段；（3）密切监测患者早期肝功恶化的可能。若首选球囊扩张/支架置入术治疗效果欠佳考虑覆膜支架 TIPS，如 TIPS 无法实施或失败，应考虑外科分流；（4）若上述治疗失败，应慎重考虑肝移植。肝移植后，大多数 BCS 患者需长期抗凝治疗；（5）BCS 患者应筛查肝细胞癌的可能，注意鉴别良恶性结节。有报道认为，TIPS

对于肝静脉广泛闭塞的患者，采用从下腔静脉直接穿刺门静脉分支的方法，也可在一定程度上降低门静脉压力缓解病情。虽然 TIPS 术能有效降低门静脉压力，缓解长期肝静脉阻塞引起的门脉高压并发症，但严重的 BCS 合并肝后型瘀血性肝硬化已不可逆转，开通门静脉或下腔静脉后可能也无法缓解门脉高压相关临床症状，导致介入治疗失败或长期疗效不佳，可进一步考虑肝静脉再造或原位肝移植。

本病例患者因腹胀就诊外院，肝胆脾增强 CT 提示肝肿大，急性大量腹水，肝静脉流出道梗阻，为进一步确诊入我院。于我院积极排查引起肝硬化的常见病因，如病毒性肝炎、自身免疫性疾病、药物肝损伤史等，同时考虑肝后性肝硬化相对罕见病因，行下腔静脉超声提示三支肝静脉显示不清。完善门静脉 CTV 及门静脉和下腔静脉造影，考虑为 BCS。结合文献进一步筛查病因时发现，对于亚洲分布 BCS 患者，明确的血栓形成家族史、相对贫穷等均为此病的高危因素，本例患者符合。完善全基因测序，F Ⅴ Leiden、F Ⅱ G20210A、JAK2 V617F 常见突变均为阴性。本例属于 BCS 亚急性期，发现时已出现顽固性腹水，为晚期瘀血性肝硬化阶段。患者入我院后行内科保守治疗，并进一步考虑是否需要行介入治疗。结合病史、多普勒超声、CT 及造影检查，确诊本例患者为肝静脉广泛阻塞型 BCS，这一类型无法行介入下球囊扩张血管术且 TIPS 治疗效果欠佳，目前对于患者唯一的根治方法为原位肝移植。患者家属考虑昂贵的治疗费用及肝源等多种因素选择继续保守治疗。经过内科治疗后，患者临床症状及相关化验较前好转，出院前复查腹部血管超声提示门静脉与下腔静脉间见侧支循环形成，肝弹性值升至 70Kpa。

病例点评

1. BCS 患者多以腹痛腹胀就诊，因其临床症状不具有特异性，要积极与其他疾病相鉴别，如肝窦静脉阻塞综合征，一定要详细询问病史，认真查体，积极寻找病因，避免误诊漏诊。

2. 肝静脉广泛阻塞型 BCS 临床相对少见，积极筛查引起凝血异常遗传基获得性因素，同时结合超声、CT、介入手段诊断非常重要，条件允许建议进行全基因组基因检测筛查突变基因。

3. 确诊 BCS 患者常规予内科保守治疗，如抗凝、腹水回输，腹腔穿刺引流等治疗。针对肝静脉或下腔静脉短段狭窄的患者，可行球囊扩张/支架置入术，效果不佳时可考虑 TIPS。肝静脉广泛阻塞型 BCS 早期可考虑 TIPS 手术，后期 TIPS 治疗效果有欠佳。

总之，虽然内科治疗 BCS 效果欠佳，但仍能从一定程度上缓解患者的临床症状，肝移植是 BCS 患者最佳选择。

参考文献

1. Cheng D，Xu H，Hua R，et al. Comparative study of MRI manifestations of acute and chronic Budd - Chiari syndrome. Abdominal Imaging，2015，40（1）：76 - 84.

2. Qi X，Yang Z，Bai M，et al. Meta - analysis：the significance of screening for JAK2V617F mutation in Budd - Chiari syndrome and portal venous system thrombosis. Alimentary Pharmacology & Therapeutics，2011，33（10）：1087 - 1103.

3. Muratsu J，Morishima A，Mizoguchi K，et al. Budd - Chiari Syndrome with Multiple Thrombi due to a Familial Arg42Ser Mutation in the Protein C Gene. Case Reports in Medicine，2013，2013（2013）：270419.

4. Ramírez – de – la – Piscina P, Estrada S, Calderón R, et al. Budd – Chiari syndrome secondary to inflammatory pseudotumor of the liver：Report of a case with a 10 – year follow – up. Revista espa？ola de enfermedades digestivas：organo oficial de la Sociedad Espa？ola de Patología Digestiva，2013，105（6）：360.

5. Wu J S, Poon W T, Ma C K, et al. Budd – Chiari syndrome secondary to toxic pyrrolizidine alkaloid exposure. Hong Kong medical journal ＝ Xianggang yi xue za zhi/Hong Kong Academy of Medicine，2013，19（6）：553 – 555.

6. Qi X, Zhang C, Han G, et al. Prevalence of the JAK2V617F mutation in Chinese patients with Budd – Chiari syndrome and portal vein thrombosis：a prospective study. Journal of Gastroenterology & Hepatology，2012，27（6）：1036 – 1043.

7. Zhang W, Qi X, Zhang X, et al. Budd – Chiari Syndrome in China：A Systematic Analysis of Epidemiological Features Based on the Chinese Literature Survey. Gastroenterology Research and Practice，2015，2015（2）：1 – 8.

8. 王磊，祖茂衡，顾玉明，等. 儿童及青少年布加综合征的介入治疗. 中华儿科杂志，2013，51（8）：590 – 594.

9. Mancuso A. TIPS for Budd – Chiari syndrome：time to anticipate treatment. Liver International，2014，34（7）：e325.

10. Deleve L D, Valla D C, Garcia – Tsao G. Vascular disorders of the liver. Hepatology，2010，49（5）：1729 – 1764.

11. 朱蕲潮，徐浩，祖茂衡，等. 导丝贯穿技术在肝静脉型布加综合征介入治疗中的应用. 中华肝胆外科杂志，2015，21（8）：551 – 554.

12. 高帆，胡凤蓉，祁兴顺.《2015 年欧洲肝病学会临床实践指南：肝脏血管病》摘译. 临床肝胆病杂志，2016（1）：40 – 43.

13. 李震，汪忠镐. 布加综合征的治疗策略. 中国血管外科杂志：电子版，2015，7（3）：134 – 136.

（郭丽平　李异玲　整理）

011 肝占位性病变一例

病历摘要

患者男性，60岁，以"上腹部不适1个月"为主诉入院。1个月前出现上腹部不适，无腹痛及腹胀，无恶心呕吐。不伴反酸、胃灼热、嗳气，在当地医院行肝脏超声提示肝脏结节影，性质待定，为求进一步诊治入院。病来无呼吸困难，无明显乏力，无食欲不振及厌油腻。二便如常，体重无明显下降。

既往史：高血压病8年，最高血压达200/100mmHg，自服替米沙坦片，血压控制150/80mmHg。胆囊炎25年。否认肝炎病史。

个人史：无饮酒史，无长期服用肝损伤药物史。

入院查体：生命体征平稳。心肺查体无明显异常。全腹柔软，无压痛，肝区叩击痛阴性，肝脾肋下未触及。Murphy征阴性。腹部叩诊呈鼓音，肠鸣音正常。

入院后完善相关辅助检查：血常规：WBC 4.47×10^9/L，NE% 54.5%，HGB 175g/L，PLT 145×10^9/L，肝功：ALT 15U/L，ALP 81U/L，GGT 28U/L，ALB 43.4g/L，TP 70.4g/L，T/Dbil 15.8/4.0μmol/L，肿瘤标志物：CEA 2.94ng/ml，AFP 3.15ng/ml，CA19-9 2.28U/ml，凝血三项：PT 13.3s，APTT 37.4s，INR 1.03。血糖，血脂，肾功能，免疫指标，甲乙丙戊肝炎标志物，梅毒艾滋病均正常。物理检查：肝胆脾胰彩超：肝内高回声，实质占位性病变不除外，脾大；肝脏MRI增强（图43、图44）：肝右叶病变，炎性病变

可能性大，转移瘤待除外，肝及双肾小囊肿；胃肠镜均正常，肺CT、头CT、双肾膀胱前列腺超声均正常。PET/CT：①肝右叶密度略减低影，代谢增高，延迟显像代谢进一步升高，考虑恶性病变不除外；②肝内另见代谢增高影，建议密切复查；肝门区、腹膜后区淋巴结影，部分代谢增高，建议密切复查；③右肺尖胸膜下小结节影，无代谢增高，建议定期复查；④右侧侧脑室旁、右侧基底节低梗塞灶；甲状腺右叶钙化灶；双侧锁骨上淋巴结显示；⑤双肺条索影；双侧胸膜增厚；升主动脉右旁密度减低影，无代谢增高，多考虑为良性改变；纵隔内淋巴结影，代谢略增高，建议定期复查；⑥胃贲门及胃体部代谢增高，多考虑为生理或炎性改变；肝囊肿；左肾盂结石；降结肠及乙状结肠代谢不均匀增高影，建议定期复查；前列腺钙化灶；左侧肩周炎。请放射线科全科会诊：第一考虑转移癌，第二考虑胆管细胞癌，请肝胆外科会诊：可以手术，术前建议做肝活检，患者行肝活检术。肝脏穿刺组织活检病理（图45）：免疫组化结果符合胆管细胞癌。

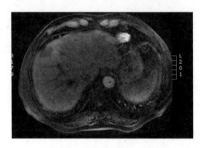 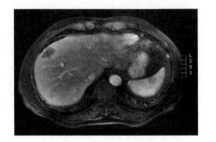

图 43　肝脏 MRI 增强　　　　　图 44 肝脏 MRI 增强

图中所见:腹腔内无腹水,腹腔盆腔无转移结节,胃肠道未触及肿物,肝脏正常大小,色红润,肿物位于肝 5 段,大小约 4cm×4cm,质硬,灰白色,位于肝脏膈面,肿物周围肝脏凹陷明显,肿物邻近胆囊,余肝脏未触及肿物。术后剖开肝脏肿物,灰白色,质硬,4cm×4cm,浸润生长,无包膜,胆囊黏膜完整,浆膜浸润,送术后病理。

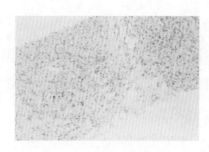

图 45　肝脏穿刺组织活检病理（HE×100）

肉眼所见：（图 46）切除部分肝组织已剖开，切面见直径 3 cm 灰白质脆结节，取 2 块。镜下所见（图 47）：癌细胞呈形状不规则腺样排列，核大深染，异型性明显；胆囊黏膜增生，囊壁内纤维增生伴淋巴细胞浸润；肝组织免疫组化：A1：CK7（＋）；GPC － 3（－）；CK18（＋）；CK19（＋）；Hepatocyte（－）；CD10（毛细胆管＋）；CD34（血管＋）；Ki － 67（20%＋）。

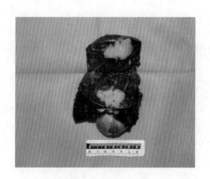
图 46　术后标本

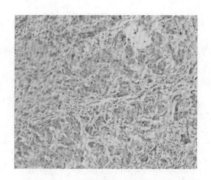
图 47　术后病理（HE×100）

诊断意见：（肝脏）结合免疫组化结果，符合胆管细胞癌。

病例分析

　　胆管癌是胆道系统导管上皮起源的恶性肿瘤，分为：肝外胆管癌（EHCC）20%～30%，肝内胆管癌（IHCC）5%～10%，肝门部胆管癌（60%～70%）。肝内胆管癌是指左右肝管汇合部以上的

笔记

胆管上皮细胞起源的恶性肿瘤。其恶性程度高、症状隐匿，预后差。由于 IHCC 位于肝内，临床某些方面类似肝细胞癌，许多国内教科书和参考书将其作为原发性肝癌的一种进行讨论。近年来 IHCC 发病率和死亡率有着逐渐升高的趋势。

最新研究表明，PSC、NAFLD、ALD、HBV、HCV、代谢综合征、药物、寄生虫感染等在 IHCC 的发病中均起到作用。西方国家主要病因是由 PSC 和肝纤维多囊病；东亚则主要是 HBV 感染。但是目前尚缺乏明确的致病因素，无法确定需要提早干预的"高危人群"。

IHCC 多发生于 50~70 岁，男性稍多于女性。发病部位以肝左叶多见，与结石多发于肝左叶一致，多为单发，累及双叶者占 20%~25.8%。早期无明显症状，腹部不适、乏力、消化不良等非特异性症状是最常见的主诉，亦可表现为胆石症、胆管炎、肝脓肿等临床症状；晚期可出现腹痛、消瘦、腹部包块，黄疸少见。

根据日本肝癌研究会分类，IHCC 依据肿瘤大体表现可分为肿块型、管周浸润型和管内型三型。此外，还有肿块和胆管周围浸润及胆管周围浸润加胆管内生长等混合型。其中肿块型最多见，在肝实质形成明确的肿块，呈膨胀性生长，通过门静脉系统侵犯肝脏，随着肿瘤长大可通过淋巴管侵犯 Glisson 鞘；管周浸润型主要沿胆管的长轴生长，常常导致周围胆管的扩张；管内型呈乳头状或瘤栓样向胆管腔内生长，外科手术切除后预后好于其他类型；混合型的淋巴转移发生率远高于胆管内生长型，治愈率和根治性切除率则远低于胆管内生长型和肿块型。

IHCC 血清学指标不敏感，早期大多无明显异常。IHCC 多 AFP 不高，CEA 升高；若 CEA 升高，伴肝内胆管结石等，应高度警惕恶性肿瘤的发生。CEA + CA 19 - 9 可有助诊断，但无足够证据表明

笔记

CA 50、CA 242、CA 195、RC ASI、PU – PAN – 2 对诊断有价值。

影像学检查腹部超声为首选。但难以鉴别肝细胞癌与 IHCC，以及 IHCC 内各型；IHCC 中早期导管内生长型、导管外浸润型小病灶难以发现，一旦发现可疑病变，需其他进一步影像学检查。CT 和 MRI 可鉴别大于 1cm 卫星灶（CT ≈ MRI），肿大的淋巴结（CT 更优势），动脉及门静脉浸润（CT 的灵敏度约 54%，MRI 更具优势），增强 CT、增强 MRI 有助于鉴别诊断（肝细胞癌、IHCC 各型）。PET/CT 对肿块型灵敏度较高，肿块大于 1cm 时，灵敏度为 85% ~94%；其他型灵敏度差（18%），可进行转移灶筛查，转移癌鉴别但伴随肝硬化时诊断困难。MRCP 可注意胆管扩张，对肝外胆管癌的诊断意义更大。超声引导的穿刺活检存在种植风险，灵敏度约 83%。

IHCC 恶性程度高，预后比 HCC 差，化疗、放疗都不敏感。本病一旦确诊，无论何种病理类型，均应力争行肝切除为主的综合治疗，切除范围取决肿瘤部位、大小，其预后与患者年龄、肿瘤的分化程度、肝内外转移情况、根治性切除及病理分期等因素密切相关。

病例点评

1. 对于无症状的肝内结节影，即使肝功能及肿瘤标志物检查均正常，也一定要进一步检查或密切随访。

2. 肝内胆管癌早期症状不典型，影像学表现不典型，容易漏诊，临床工作中要引起重视。

3. 病理诊断是肝内胆管癌诊断的金标准。早期发现，早期手术治疗可提高病人的生存期及生活质量。

参考文献

朱宏毅，季福. 肝内胆管癌的诊治现状. 肝胆胰外科杂志，2010，22（05）：432 – 438.

（孙　菁　李昇玲　整理）

012　遗传球形红细胞增多症合并胆总管结石一例

病历摘要

患者女性，16 岁。以"间断腹痛伴皮肤黄染 4 个月，加重 5 天"为主诉入院。患者 4 个月前无诱因出现腹痛，伴皮肤巩膜黄染，尿黄，恶心及呕吐。5 天前上述症状加重，尿色为红棕色，间断右上腹绞痛，无腰背部疼痛，呕吐 1 次，为胃内容物，皮肤及巩膜黄染较重。

体格检查：巩膜及周身皮肤明显黄染。腹软，右上腹压痛阳性，Murphy 征阳性，肝区叩击痛阳性，肝脾肋下未触及。

辅助检查：血常规：白细胞 7.16×10^9/L，粒细胞比率 79.9%，血红蛋白 104g/L，平均红细胞体积 90.8fl。网织红细胞计数：网织红细胞计数 320.8×10^9/L，网织红细胞比率 13.04%。肝功能：ALT 127U/L，总胆红素 239.9μmol/L，以直接胆红素升高为主。

肝胆脾超声检查（图 48）：胆囊壁局部增厚，胆囊多发结石，胆总管增宽 1.2cm，胆总管末端稍强回声，结石嵌顿，脾大 13.7cm ×

笔记

4.82cm。胆道 MRCP（图49）：胆总管末端结石不除外。

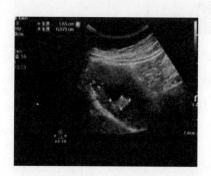

图48　肝胆脾超声

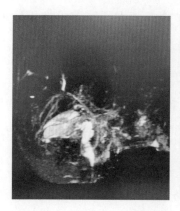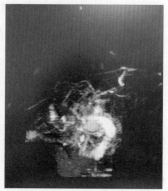

图49　MRCP

于我院行 ERCP 胆总管取石术后，总胆红素明显下降至100μmol/L 左右，此后以间接胆红素升高为主，此期间鼻胆管引流通畅。进一步完善溶血项及骨髓穿刺术，溶血项：红细胞形态球形红细胞约占15%，大小不等，网织红细胞百分比25.16%，红细胞渗透脆性试验（初溶）5.20g/L，红细胞渗透脆性试验（全溶）3.60g/L。

骨髓细胞检查报告：骨髓有核细胞增生明显活跃。

诊断：增生性贫血。

确定诊断：遗传球形红细胞增多症，胆总管结石，胆囊结石，胆道感染。遂转入肝胆外科行胆囊及脾切除术，术后1周患者痊愈出院。

病例分析

　　遗传球形红细胞增多症（hereditary spherocytosis，HS）是一种由于红细胞膜遗传性缺陷所致的溶血性贫血，北欧患病率高达1/2000，国内也有不少病例报道。HS 的主要病因是红细胞膜蛋白基因突变导致细胞膜骨架蛋白异常，从而使红细胞通透性增加、变形能力减弱，脆性增加，难以通过脾脏微循环而滞留于脾髓内被吞噬和清除。临床表现主要有贫血、黄疸、脾大，感染可加重病情，常伴胆石症。HS 患者外周血及骨髓涂片可见球形红细胞，红细胞脆性增高，脾切除是其主要的治疗方法。

　　1. HS 的临床表现：①不同程度贫血；②轻重不等的黄疸；③轻至中度脾大，多伴肝大，常有胆囊结石；④半数以上有阳性家族史，多呈常染色体显性遗传。

　　2. HS 的实验室检查：①具备溶血性贫血的实验室检查特点，红细胞 MCHC 增高；②可见胞体小、染色深、中心淡染区消失的小球形红细胞；③红细胞膜蛋白分析：部分病例可见收缩蛋白等膜骨架蛋白缺少。若外周血有较多小球形红细胞，红细胞脆性增加，有阳性家族史，无论有无症状，方可确诊；外周血小球形红细胞较多，红细胞脆性增加，但家族史阴性，需除外免疫性溶血、不稳定血红蛋白病等，方可确诊；若外周血小球形红细胞不够多，又无阳性家族史，则需借助更多的实验室检查，并除外先天性非球形红细胞溶血性贫因等方可确诊。

　　HS 误诊原因分析：本例患者急性起病，以腹痛、黄疸起病，伴恶心、呕吐。为胆道梗阻，胆总管结石症状更突出；患者轻度贫血，轻度脾肿大，既往黄疸症状不明确，故遗传球形红细胞增多症临床表现不

笔记

明显,易被临床医生忽略;行 ERCP 取石术后,腹痛及恶心、呕吐症状消失,黄疸明显减轻;考虑治疗有效,故对临床诊断产生误导。

3. 检验结果误导分析:本例患者以总胆红素持续升高,以直接胆红素升高为主,考虑与胆总管结石、胆道感染有关;行 ERCP 取石术后胆红素明显下降,维持于低水平,此时以间接胆红素升高为主,结合患者脾大及贫血,考虑与血液系统疾病有关;血红蛋白持续下降考虑与感染,进食差有关。另外,感染可加重遗传球形红细胞增多症患者贫血症状,起初被感染及消耗症状所掩盖。经脾脏切除术及胆囊切除术后,患者上述指标基本恢复正常。

病例点评

1. HS 并非常见病,消化科专科医生对该疾病认识不够充分。针对年轻患者,出现贫血、黄疸、脾大等情况,注意除外先天性疾病;

2. 患者存在严重感染,住院期间血红蛋白明显下降,考虑血红蛋白下降及脾大可能与重症感染相关,掩盖了对疾病的诊断。

3. 常规定势思维导致疾病的误诊与漏诊。通过本病例提示我们,患者以急性胆囊炎,胆石症起病,总胆红素升高,以直接胆红素升高为主。行 ERCP 胆总管取石术后,解除了胆道梗阻,总胆红素下降到一定水平,此后以间接胆红素升高为主,结合患者年龄,无法解释的贫血、脾脏肿大等症状时,应考虑血液相关疾病的可能。年长 HS 患儿并胆囊结石或者单纯以胆囊结石症状（反复右上腹痛）首诊并不少见,往往易被误诊。所以认证不能先入为主,要打破常规的思维定式。

（佟　静　整理）

笔记

013 重症胰腺炎诊治分析一例

病历摘要

患者男性，36岁。于2015年1月27日，以"上腹痛1天"为主诉入院。

患者入院1天前饱餐及饮酒10小时后出现上腹部疼痛，为持续性隐痛，阵发性加重，弯腰蜷腿位减轻，仰卧位加重，伴腹胀，伴恶心呕吐，呕吐后腹痛不缓解，无发热，遂就诊于当地医院，化验血淀粉酶示：1029.4U/L。行上腹部CT示：脂肪肝，胰腺体部改变，胰腺炎待除外。对症治疗后无好转后就诊于我院急诊，对症给予抑制胰液分泌，保护胃黏膜，营养支持等治疗，症状仍未见缓解，今为求进一步诊治入我科，病来偶有头晕头迷，无咳嗽咳痰，无胸闷气短，小便正常，睡眠一般，近期体重未见明显变化。

既往史：高脂血症、脂肪肝10余年，痛风1年。否认高血压，冠心病，糖尿病病史。

体格检查：T 36.5℃,P 98次/分,R 18次/分,Bp 100/80mmHg。神志清楚，发育正常，营养中等，无贫血貌，浅表淋巴结未触及。周身皮肤黏膜无出血点及瘀斑，睑结膜无苍白，巩膜无黄染，齿龈无肿胀，胸骨无压痛，胸廓对称，双肺呼吸运动度一致，触觉语颤正常，叩诊清音，双肺呼吸音清，未闻及干湿啰音，心浊音界正常，心率98次/分，心律齐，各瓣膜听诊区未闻及病理性杂音，腹软，全腹压痛，以左上腹部为重，轻度反跳痛及肌紧张，肝脾肋下未触及，移动性浊音阴性，肠鸣音 1 ~ 3 次/分，脊柱生理性弯曲存在，双下肢无浮肿。四肢活动正常，生理反射存在，病理反射未引出。

辅助检查： 血 AMS 823U/L, LPS > 4000U/L。肝功：GGT 739.5U/L。Ca 2.34mmol/L；入院肝胆脾胰彩色多普勒超声：脂肪肝超声所见，脾长径增大，胰腺轮廓饱满，回声不均匀，胰头周围低至无回声，考虑胰腺炎伴渗出，盆腹腔少量积液。

初步诊断： 急性胰腺炎。诊断依据：1. 患者以"上腹痛 1 天"为主诉入院。2. 患者于饱餐及饮酒后出现上腹部疼痛，为持续性隐痛，阵发性加重，弯腰蜷腿位减轻，仰卧位加重，伴腹胀，伴恶心呕吐，呕吐后腹痛不缓解，符合胰腺炎诱因及腹痛特点。3. 既往史：高脂血症 10 余年，可能为胰腺炎诱发因素。4. 查体腹软，全腹压痛，以左上腹部为重，轻度反跳痛及肌紧张，符合胰腺炎体征。5. 辅助检查：血淀粉酶入院前升高大于正常上限 3 倍。影像学：上腹部 CT 示胰腺体部胰腺炎待除外，彩超提示胰腺炎/脂肪肝。

诊治原则及方案： 禁食水，足量补液及静脉营养支持，生长抑素抑制胰腺分泌：思他宁 3mg + 250ml 生理盐水，20ml/h 静脉泵入，抑制胃酸：潘妥洛克 40mg，Bid，预防感染：头孢噻肟 4.5g，Bid。

入院患者病情变化及诊治方案选择： 入院后患者上腹部疼痛加重伴恶心呕吐，呕吐 1 次绿色水样物质，量约 300ml。查体：全腹压痛，以左上腹部为重，轻度反跳痛及肌紧张。行床旁心电图示：P 99 次/分，窦性心律。BP 110/80mmHg。立即给予患者维生素 K_3 解痉治疗，继续思他宁 20ml/h 静脉泵入同时急检生化指标，约半小时后患者疼痛稍缓解。行立位腹平片。辅助检查示：平片 DR 立位：立位腹平片未见异常。心肌酶：CK 545U/L，LDH 335U/L。

cTnI 0.000ng/ml。BNP 16pg/ml。血细胞分析：WBC 4.74×10^9/L，NE% 78.7%，HGB 182g/L，RBC5.43 $\times 10^{12}$/L，PLT 191 $\times 10^9$/L。肝功：GGT 580U/L，TP 58.7g/L，ALB 35.7g/L。血离子：Na^+ 135.7mmol/L，K^+3.97mmol/L，Ca 1.56mmol/L，Mg 0.65mmol/L。血脂分析：TG 32.72mmol/L，TC 13.83mmol/L。AMY 738.00U/L。LPS 1155.50U/L。血气分析：pH 7.309，$PaCO_2$ 34.70mmHg，PaO_2 152.00mmHg，血氧饱和度98.40%。C-反应蛋白测定499mg/L。凝血三项：Fg 7.47g/L。肺HRCT：双肺陈旧性病变。双侧胸腔积液伴双肺下叶膨胀不良。心包少量积液。全腹CT平扫（图50）：胰腺及周围改变，考虑急性胰腺炎可能性大，请结合临床。脂肪肝。腹盆腔积液。

病情变化：

入院当日：夜班（17：00）床旁看患者，卧位休息中，潘妥洛克、思他宁持续泵控静点中，诉仍有腹痛，但较前缓解。

查体：心电血氧监护示血压81/52mmHg，心率102次/分，血氧96%，余较前无明显变化。加用万文、白蛋白，增加补液量（6000ml/24h）更换抗生素：泰能1.0g，q8h，ivdrop，加用速碧林4100IU，日二次皮下注射，乌司他丁10万U q8h，静脉滴注，血必净50ml，Bid，ivdrop。02：30患者恶心、呕吐，呕吐物为黄色胃内容物，伴腹胀。02：50仍恶心、呕吐，伴腹胀，腹痛，腹痛位置位于脐周。予患者维生素K_3 8mg立即肌注，及胃肠减压。患者恶心症状持续不缓解，予爱茂尔2ml肌注止吐，症状略缓解。晨起排墨绿色稀便2次。入院当晚血压波动于（72～99）/（47～69）mmHg，心率波动于90～118次/分，有休克表现，经过积极补液、抑制胰酶分泌、抑制胰酶活性、抗炎、及对症营养支持治疗现生命体征平稳。

入院第二日：患者病情较重，入院当晚血压波动于（72～99）/

（47～69） mmHg，心率波动于 90～118 次/分，有休克表现，经过积极补液、抑制胰酶分泌、抑制胰酶活性、抗炎及对症营养支持治疗现生命体征平稳，昨日急检血 Ca 1.56mmol/L，TG 32.72mmol/L，TC 13.83mmol/L，今日化验 Ca 1.33mmol/L，TG 20.67mmol/L，TC 10.333mmol/L，血脂代谢严重异常。

修订诊断： 急性重症胰腺炎，血脂代谢异常（高甘油三酯血症、高胆固醇血症）。

为避免胰腺炎进一步加重，为预防血栓形成，积极联系透析室会诊协助血浆置换及血液透析滤过治疗。继续目前补液，抑制胰液分泌，抑制胰酶活性，营养支持，营养心肌，抗感染等对症治疗。

入院第三日： 患者行单重膜血浆置换治疗 2 小时，予法安明 5000u 抗凝。治疗前血压 118/89mmHg，心率 80 次/分。治疗过程中予心电血压血氧监护，3 升/分吸氧，治疗过程顺利。治疗后血压 118/81mmHg，心率 81 次/分。置换液为 5% 人血白蛋白溶液 1000ml 新鲜冰冻血浆 1000ml，共置换血浆 2 升，废弃黄绿色血浆 2500ml。治疗前后予置管护理，治疗后小换药 1 次，予肝素钠封管。

入院第四日： 患者行床旁血液透析滤过治疗 6 小时，予肝素钠 4000IU 抗凝。治疗前血压 134/57mmHg，心率 75 次/分。治疗过程中予心电血压血氧监护，3 升/分吸氧，治疗过程顺利。治疗后血压 144/91mmHg，心率 64 次/分。治疗前后予置管护理，治疗后予肝素钠封管。

入院第七日： 患者行双重膜血浆置换治疗 2 小时，予速碧林 4100u 抗凝。治疗前血压 121/78mmHg，心率 82 次/分。治疗过程中予心电血压血氧监护，3 升/分吸氧，治疗过程顺利。治疗后血压 112/80mmHg，心率 77 次/分。置换液为 5.7% 人血白蛋白溶液 700ml，共置换血浆 3 升，废弃黄绿色血浆 2000ml。治疗前后予置

笔记

管护理，治疗后小换药 1 次，予肝素钠封管。

入院第十二日：予空肠营养管置管，予百普力肠内营养支持治疗。血细胞分析：血小板计数 PLT 以 506×10^9/L。肝功：ALB 33.5g/L。离子：Ca 2.24mmol/L。血脂分析：血清甘油三酯测定 TG 5.94mmol/L。余生化指标未见明显异常。肺 HRCT：双侧胸膜腔积液，下叶膨胀不良。胰腺 CT 平扫：符合急性胰腺炎与上次 CT 对比病变吸收。腹腔积液。

入院第十四日：患者符合出院标准。院外医嘱：继续肠内营养支持治疗，口服力平脂 0.2g，日一次，控制血脂治疗，定期门诊随访，包括血常规、肝功、血脂、出院六周复查全腹 CT 检查，胸水自行吸收，未见假性囊肿形成等并发症发生（图51）。

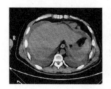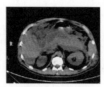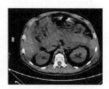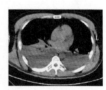

图50 全腹 CT 平扫：考虑急性胰腺炎可能性大

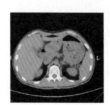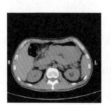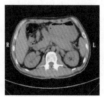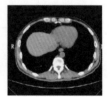

图51 腹部 CT

病例分析

1. 如何确诊急性胰腺炎？

急性胰腺炎是多种病因导致胰腺组织自我消化所致的胰腺水肿、出血及坏死等炎性损伤。临床以剧烈而持续的上腹部疼痛、伴血清粉酶或血清脂肪酶升高（常常大于正常上限 3 倍）、影像学检查胰腺、胰腺周围炎性改变为特点。常见的病因包括：①胆系疾病；②酒精；③胰管疾病；④十二指肠降段疾病；⑤手术与创伤；⑥代谢疾病（如高甘油三酯血症，数值大于 11.3mmol/L）；其他少见病因：如药物、感染、遗传性胰腺炎、自身免疫性胰腺炎等。多数胰腺炎患者炎症轻微局限，预后良好；少数患者可伴发其他器官功能障碍及胰腺周围并发症，死亡率高。

作为急腹症，应尽早做出明确诊断：典型的病例应当符合持续中上腹部腹痛、酶学大于正常上限 3 倍改变、典型胰腺炎影像学改变 3 条中任意 2 条。该患者诱因明确，且符合胰腺炎诊断 3 条中的全部条件，诊断并不困难。但仍需与胆石症、心肌梗死、消化性溃疡、急性肠梗阻相鉴别。

并根据有无脏器衰竭及时限、APACHE Ⅱ 评分、CT 评分、局部有无并发症确定轻症、重症、中度重症胰腺炎，并根据急性胰腺炎分型制定合理的治疗方案。中度重症以上 AP 可伴有腹胀、腹部膨隆、发热等。SAP 患者可出现口唇发绀、四肢湿冷、皮肤花斑、腹腔高压、尿量减少、Grey—Turner 征、Cullen 征等，甚至出现意识模糊或胰性脑病。WBC、HCT、CRP、PCT、离子、血气等。PCT 是反映 AP 是否合并全身感染的重要指标，PCT > 2.0 ng/ml 常提示脓毒血症。CT 分级：C 级、D 级。AP 严重度评分：如 APACHE Ⅱ 评分≥8 分，BISAP 评分≥3 分，MCTSI 评分≥4 分可考虑中度重症以上 AP。

2. 寻找、明确病因

患者发病期间应积极查找、明确病因，阻断病因有助于缩短病程、防止转化为重症胰腺炎、并避免日后复发。引起胰腺炎常见病因如上所述，胆道疾病仍是我国急性胰腺炎首要原因，其次是饮

77

酒。患者入院期间，应当积极全面地收集病史并完善病因初步筛查：包括酒精摄入史、发病前进食情况、既往疾病史、家族史、用药史等；初步筛查包括腹部超声、肝功能、甘油三酯、血钙等。本患发病前暴饮暴食、大量饮酒史，是急性胰腺炎的明确诱因，但患者既往有高脂血症、脂肪肝病史，仍应完善初步筛查。彩超脂肪肝所见，未见胆系结石，血脂：TG 32.72mmol/L，TC 13.83mmol/L符合高甘油三酯血症，数值大于11.3mmol/L。需要提及的是：如初筛无阳性发现或高度怀疑胆源性胰腺炎，应完善MRCP或进一步完善ERCP/EUS，胆源性疾病多可明确。

3. 治疗

针对胰腺炎治疗两大任务：

①积极控制炎症：积极的液体复苏有助于迅速纠正组织缺氧、维持血容量、维持水电解质平衡。液体复苏是胰腺炎治疗的重要措施，初始补液不足是重症胰腺炎常见的原因。禁食水，静脉营养支持，生长抑素应用有助于抑制胰腺分泌。并积极预防和抗感染治疗。当病情允许时，应尽早恢复肠内营养，有助于营养支持、肠功能恢复、防止菌群移位。

②寻找去除病因：该患血脂严重异常，为防止病情进一步加重，为防止日后复发，给予该患积极降血脂治疗。我们采用连续血浆置换及血液透析治疗，当血脂降至安全范围内，给予降脂药口服治疗，防止胰腺炎复发。

📋 病例点评

1. 急性胰腺炎作为急腹症之一，应尽早做出明确诊断，并排除相关鉴别诊断，尽早治疗，以免错过最佳治疗时机。

2. 急性胰腺炎诊断内容应该包括：确定急性胰腺炎、急性胰腺炎分级诊断、急性胰腺炎病因诊断，有助于判断病情、预后、明确治疗方案、防止日后复发。

3. 发病的早期积极的液体复苏（心功能允许情况下，发病 48 小时内静脉补液量约每小时 200～250ml）有助于迅速纠正组织缺氧，维持水电解质平衡，保持血容量，可以减少重症急性胰腺炎发生。

4. 住院期间，努力查找、尽早解除病因，有助于简短病程、防止 SAP 发生及避免日后复发。

5. 尽早肠内营养有利于肠功能恢复，防止腹腔内感染发生。病情平稳出院后应定期门诊随访，包括血常规、肝功、血脂、行彩超或 CT 检查，明确有无假性囊肿形成等并发症发生。

（孙勖人　黄玉红　整理）

炎症性肠病

014. 溃疡性结肠炎（合并肠外皮肤表现，激素、类克治疗无效）一例

病历摘要

患者男性，55岁。主诉：间断脓血便6年，排稀水样便3天。患者6年前无明显诱因出现脓血便，4~5次/天，伴中下腹隐痛，发作无规律，休息后症状稍缓解，就诊于当地医院，诊断为"溃疡性结肠炎"，给予艾迪莎口服治疗1年后（具体不详），自行停药，未予重视。2周前自觉上述症状加重，遂来我科住院

治疗，完善相关检查，考虑"溃疡性结肠炎"，给予类克及硫唑嘌呤治疗后，自觉症状好转出院。3天前患者排酱油色稀水样便，14~16次/日，无鲜血，伴脐周痛，恶心、呕吐胃内容物，反酸、胃灼热，自觉发热（未测体温），于当地医院保胃、抑酸、补液等治疗未见明显好转，为求进一步诊治收入我科。病来一般状态可，进食差，睡眠差，尿量减少，尿色加深，大便如前，近2周体重下降约5kg。

既往史： 脓疱性银屑病6年。否认高血压，冠心病，糖尿病病史。

家族史及个人史： 否认吸烟、饮酒史，无特殊。

体格检查： T 37.5℃，P 80次/分，R 18次/分，Bp 125/91mmHg。神志清楚，痛苦面容，发育正常，营养中等，睑结膜无苍白，巩膜无黄染，周身皮肤黏膜无出血点及瘀斑，未见肝掌及蜘蛛痣，齿龈无肿胀，浅表淋巴结未触及。腹平坦，腹型对称，未见胃肠型，未见腹壁静脉曲张，腹软，肝脾肋下未触及，全腹压痛，未触及包块，无反跳痛，无肌紧张，肝脾区无叩击痛。肠鸣音3~4次/分，未闻及气过水音及高调肠鸣音。双下肢无浮肿。双手末端皮肤可见红肿、皮肤脱屑（图52A）。

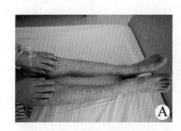 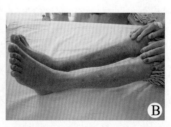

图52　皮肤表现

辅助检查： 外院肠镜示"溃疡性结肠炎，结肠多发息肉"。

初步诊断： 溃疡性结肠炎（慢性复发型，重度，全结肠，活动

笔记

期），脓疱性银屑病。

诊疗经过： 入院后完善肺CT示"双肺陈旧病变，双肺局限性小气肿"。全腹CT平扫＋增强（64排）示：结直肠管壁弥漫性增厚，炎症可能大。肝脏多发囊肿。副脾。右肾上腺结节影，腺瘤？左肾囊肿。纤维胃十二指肠镜检查示：食管裂孔疝，浅表性胃炎，十二指肠球炎。结明试验、PPD、T－spot、EBV和CMV均无明显异常，血常规：白细胞10.18×10^9/L，粒比72.8%，CRP 76.8mg/L，PCT 0.13ng/ml，白蛋白17.8g/L，皮肤科会诊考虑：双手指甲变厚变黄，双下肢弥漫潮红，表面片状脱屑，目前患者皮疹考虑为银屑病表现，可以继续给予类克治疗，针对双下肢脱屑，建议外用硼酸氧化锌，继续营养支持治疗，考虑为"溃疡性结肠炎"急性重度活动，且5－ASA、类克和免疫抑制剂效果不佳，给予激素治疗（甲强龙80mg，日一次静点），治疗3天后便血次数减少至1～2次/天，体温正常，"银屑病"皮肤表现有所改善（图52B）。

随访： 出院后激素减量至35mg/天时，便血再次加重，10余次/天，就诊于某医院，完善相关检查，排除手术禁忌，结合患者一般状态差，长期使用激素，结肠炎症较重，行Ⅲ期手术，先行结肠次全切除术、末端回肠造口、乙状结肠造口术，结肠离断部位为腹膜返折以上10cm处，术中可见"腹腔内200ml淡黄色腹水，全结肠肠壁炎症水肿、挛缩明显，以远端结肠为著，乙状结肠及其系膜与左侧壁腹膜形成致密粘连，乙状结肠中段肠壁僵硬，远端乙状结肠及直肠炎症水肿触之易出血，且与周围组织粘连致密，全小肠水肿，探查其余脏器未及明显器质性病变"。病理示:结肠黏膜中度急慢性炎，局部糜烂伴表浅溃疡形成，部分黏膜假息肉样增生，黏膜层淋巴滤泡增生，黏膜下层疏松水肿、血管扩张，局部肠壁透壁性炎，

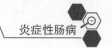

结合临床病史,符合炎症性肠病之肠改变,网膜未见明显异常。术后随访至今,一般状态可,无发热、腹痛、便血等情况。

病例分析

溃疡性结肠炎（Ulcerative Colitis，UC）是一种病因尚不清楚的慢性非特异性的炎症性肠病,我国尚缺乏普通人群的流行病学统计资料,但近些年来本病的就诊人数呈显著增加趋势,已逐渐成为我国的常见消化道疾病,欧美及我国先后多次对该病的诊治指南进行过修订,但仍对很多问题缺乏足够的认识和经验。

UC缺乏诊断的金标准,主要结合临床表现、内镜和病理组织学进行综合分析,并在排除感染性和其他非感染性结肠炎的基础上作出诊断。（1）临床表现：UC常发生于青壮年,临床表现为持续或者反复发作的腹泻、黏液脓血便伴腹痛、里急后重和不同程度的全身症状,病史多在4周以上。可有皮肤、黏膜、关节、眼和肝胆等肠外表现。（2）结肠镜检查及活检：UC的主要诊断依据,病变多从直肠开始,呈连续性、弥漫性分布,表现为黏膜血管纹路模糊、紊乱或消失,黏膜充血水肿质脆,自发性出血及接触性出血和脓性分泌物附着,亦常见黏膜粗糙,呈细颗粒样改变,病变明显处见弥漫性、多灶性糜烂或溃疡,可见结肠袋变浅,变钝,以及假性息肉、黏膜桥等。（3）组织学表现：固有层内弥漫性急慢性炎性细胞浸润、隐窝结构改变、黏膜表面溃烂、浅溃疡形成及肉芽组织增生。

对于轻度UC患者的治疗,氨基水杨酸类制剂是基础药物,常用的有柳氮磺胺吡啶片、巴柳氮、奥沙拉嗪、美沙拉嗪等制剂,目前没有证据显示不同类型的5－ASA制剂疗效上的差别。对于治疗无效且病变广泛者，可考虑激素治疗。中度 UC：氨基水杨酸类制剂仍是主要药物，足量 5 – ASA 治疗（2 ~ 4 周）无效或控制不佳者，应考虑应用激素，按泼尼松 0.75 ~ 1mg/（kg·d）给药，症状缓解后逐渐减量至停药。对于激素无效及依赖者，加用硫嘌呤类药物，包括硫唑嘌呤（AZA）及 6 – 硫基嘌呤（6 – MP），一般 AZA 剂量为 1.5 ~ 2.5mg/（kg·d）。对于激素及免疫抑制剂治疗无效或激素依赖或不能耐受上述药物时，可考虑生物制剂（挽救治疗），包括英夫利昔或阿达木单抗生物治疗。重度 UC 病情重、发展快，处理不当会危及生命。应给予积极补液、营养支持治疗，避免水电解质紊乱及酸碱平衡失调。病情严重时应暂禁食，予胃肠外营养，排除肠道细菌感染，检查是否合并艰难梭菌、CMV 及 EBV 感染，中毒症状者可考虑静脉应用广谱抗生素。首选静脉用激素治疗，甲泼尼龙 60 ~ 80mg/d 或氢化强的松 300 ~ 400mg/d。静脉足量应用激素治疗 5 ~ 7 天无效进行转换治疗，一种是立即外科手术治疗；一种是药物"拯救"治疗，环孢素（CsA）2 ~ 4mg/（kg·d），静脉滴注，4 ~ 7 天，如有效，待症状缓解后调整为口服逐渐减量（6 个月以内）；如无效，可选择手术治疗。

病例点评

对于大部分 UC 患者，药物治疗能够较好的控制病情，但是对于一部分重度 UC 患者，特别是广泛结肠病变、合并肠外表现，这些可能是预后差的两个重要危险因素，因此在治疗这类 UC 患者时应选择快速"升阶梯"的治疗策略，在合适的时机给予激素或生物制剂，如 1 周之内确实无效的情况下，应该积极选择手术治疗，避免在"保肠"问题上纠结，贻误最佳手术时机。早期选择规范手术

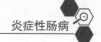

治疗，避免急诊手术，能够有效降低手术风险、术后并发症，缩短住院时间，减少经济负担，提高术后生活质量。

（戴　聪　整理）

015　克罗恩病（累及食管、结肠）一例

病历摘要

患者男性，24岁。主诉：间断黏液血便4年，加重1周。患者4年前开始无明显诱因出现腹泻，便中混黏液及鲜血，每日十余次，伴左下腹疼痛，腹胀、恶心、呕吐，无发热，于当地医院行肠镜检查示"溃疡性结肠炎，累及乙状结肠及直肠"，应用艾迪莎、奥硝唑及头孢类抗生素（具体不详）治疗后好转出院，出院后继续服用艾迪莎（4g/d起始，后减量至1g/d）半年，后排便为黄色成形便，腹痛、腹胀等症状明显缓解。两年半前患者无明显诱因再次出现上述症状，抗炎（具体不详）治疗后好转。9个月前上述症状再次发作，伴发热，具体体温不详，给予莎尔福治疗（1g/d）后便血逐渐减少，但未消失，于半年前复查肠镜示：乙状结肠黏膜弥漫性充血水肿糜烂，多处假息肉形成，病变处肠腔略狭窄。病理示：乙状结肠慢性炎症（重）伴溃疡。1周前进食不洁食物后再次出现排稀水样便，5~6次/日，混鲜血，无黏液及脓液，腹痛以左下腹为著，伴恶心、呕吐胆汁样物，持续低热，明显乏力，自服"黄连素"后腹泻次数稍减少，便血情况未见改善，为求进一步诊治收入我科。病

来无四肢关节疼痛，精神状态可，饮食差，睡眠差，小便正常，大便如前，近一周体重减轻3kg。

既往史：体健，无肠道寄生虫病史，否认有特殊食物、药物过敏史，否认肝炎、结核、高血压、冠心病和糖尿病等病史。

家族史及个人史：否认吸烟、饮酒史，无特殊。

入院查体：T 36.6℃，P 85次/分，R 17次/分，BP 112/64mmHg。神清语明，步入病房，查体合作。皮肤黏膜无黄染，唇黏膜无苍白，浅表淋巴结未触及。听诊双肺呼吸音清，未闻及干湿啰音。心率85次/分，律齐，各瓣膜听诊区未闻及病理性杂音。腹平坦，对称，全腹软，左下腹明显压痛，反跳痛阳性，无肌紧张，全腹未触及包块。肝区无叩击痛，Murphy征阴性，移动性浊音阴性。听诊肠鸣4~6次/分，未闻及气过水音。双下肢无浮肿。

辅助检查：肠镜可见：距肛缘约25cm以上肠段可见环2/3周黏膜弥漫性充血水肿糜烂，可见多处假息肉形成。病变肠腔略狭窄，降乙交界处肠腔弯曲较大，未继续进镜。考虑为：炎症性肠病。肠镜病理：结肠黏膜，糜烂，重度慢性炎细胞浸润，见炎性肉芽组织及少量生炎坏死组织。诊断乙状结肠慢性炎症（重）伴溃疡。

初步诊断：炎症性肠病，溃疡性结肠炎可能性大。

诊疗经过：入院后行心电图、肺CT、结明试验、PPD和T-spot未见明显异常，完善胃镜（图53）示：食道全程黏膜呈瘢痕样改变，可见较多假息肉形成，局部融合呈黏膜桥。中下段可见三处溃疡，最大者1.0cm，底平覆白苔，边缘规整，取材2块。胃体黏膜散在斑状充血，胃窦黏膜散在斑状充血，十二指肠球部散在点状充血。考虑为：食道多发溃疡，浅表性胃炎，十二指肠球炎。病理示：大片溃疡，伴鳞状上皮轻度增生，诊断食道溃疡。肠镜（图54）示：结肠镜插至乙状结肠，乙状结肠黏膜弥漫性充血水肿糜烂，覆较多黏液，并可见多处溃疡形成，形状不规则；直肠黏膜弥漫性充血水肿糜烂，覆较多黏液，并可见多处溃疡形成，形状不规则，取材3块。病理示：多处糜烂，腺体较工整，杯细胞减少，多量炎细胞浸润，诊断符合溃疡性直肠炎。考虑为"炎症性肠病"。因此结合患者病史及内镜下表现（食管、胃和结肠节段性受累）来看，不太支持诊断为溃疡性结肠炎，而考虑诊断为克罗恩病。由于结肠病变部位仅限于乙状结肠和直肠，给予莎尔福灌肠剂灌肠治疗，同时给予激素治疗（甲强龙80mg，日一次静点），治疗一周后精神、睡眠、食欲均明显改善，腹痛、腹泻和便血症状较前缓解。

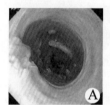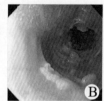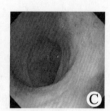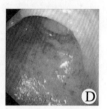

图 53　胃镜下的表现

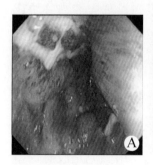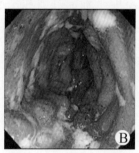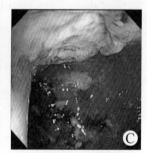

图 54　结肠镜下的表现

随访：出院后门诊逐渐调整激素用量，随访一年病情平稳。

病例分析

克罗恩病（Crohn's Disease，CD）是一种病因不明的慢性非特异性胃肠道肉芽肿性炎症性疾病，于1932年由美国Crohn医生首先报告而得名，曾称为局限性肠炎、节段性肠炎。2000年全国炎症性肠病学术研讨会上，正式确定其译名为克罗恩病。该病在全球发病但分布不均，在欧美洲较常见，而在亚非各国相对少见。

临床上表现为慢性起病、反复发作的右下腹或脐周腹痛、腹泻，可伴腹部肿块、肠瘘和肛门病变，以及发热、贫血、体重下降、发育迟缓等全身症状应疑及克罗恩病（CD）。阳性家族史有助于诊断。影像学检查上通过胃肠道钡剂对比检查，早期可见病变黏膜皱襞变粗、变平、痉挛性狭窄等，可见多发性、节段性炎症伴僵硬、狭窄、重者纤细如线，称为线样征、裂隙样溃疡、瘘管、假息肉形成及铺路石样改变等。B超、CT、MRI可显示肠壁增厚、腹腔或盆腔脓肿等。内镜检查对于结肠受累者，可见节段性、非对称性炎症，溃疡早期呈阿弗他样，后期深邃、不规则，典型者呈纵行排列之沟槽状，可有肠腔狭窄肠壁僵硬，或铺路石样外观，病变呈跳跃式分布。超声内镜可有助于确定范围和深度，发现腹腔内肿块或脓肿。最近发展的胶囊内镜对于可疑的克罗恩病的诊断率高于钡餐检查。在早期诊断方面有着传统的检查方法无法比拟的优越性，是一个非常有效的检查手段。胶囊内镜是一种能够对全小肠进行拍摄的无痛苦的新方法，而且它能发现其他影像学检查不能发现的早期黏膜病变，因此在诊断克罗恩病中发挥着重要作用。但是胶囊内镜也存在一些缺点，如无法控制胶囊内镜在肠道内的运动及无法取病理活检，同时对于克罗恩病内镜表现尚无明确的可被广泛接受的诊断标准。De Bona等提出胶囊内镜计分标准，将可疑克罗恩病患者胶囊内镜下表现分为3类：（1）4处或4处以上糜烂、溃疡或结节病变为确诊克罗恩病；（2）1～3处糜烂、溃疡或结节病变为可疑；（3）其他为非特异性病变或正常。另一个需要注意的问题是由于胶囊内镜不能通过狭窄肠段，会造成胶囊潴留，而克罗恩病的病理改变是全壁炎症，肠管的狭窄是常有的临床表现，因此在临床上应用胶囊内镜前需要谨慎的判断此项检查的可行性，这也是胶囊内镜检查在诊断克罗恩病中的局限性。

世界卫生组织（WHO）关于诊断克罗恩病的标准，首先强调在排除肠结核、阿米巴痢疾、耶尔森菌感染、肠道淋巴瘤、憩室炎、缺血性肠炎、放射性肠炎及白塞病等的基础上，可按照如下标准：（1）具有①、②、③者为疑诊，加上④、⑤、⑥中3项中之任意1项者可确诊。有第④项者，只要加上①、②、③3项中的任2项亦可确诊；（2）根据临床表现，若影像学、内镜及病理符合，可以诊断为本病；（3）根据临床表现，若仅影像学或内镜符合，可以拟诊为本病；（4）临床表现符合为可疑，应进一步检查，即临床拟诊、病理确诊；（5）初发病例、临床与影像或内镜及活检改变难以确诊时，应随访3~6个月（其中①非连续性或区域性肠道病变；②肠黏膜呈铺路卵石样表现或有纵行溃疡；③全层性炎性肠道病变，伴有肿块或狭窄；④结节病样非干酪性肉芽肿；⑤裂沟或瘘管；⑥肛门病变，有难治性溃疡、肛瘘或肛裂）。

关于克罗恩病的鉴别诊断，如果病变部位累及回肠及邻近结肠病变时，急性发作时需与阑尾炎相鉴别；慢性反复发作者需与肠结核、肠道淋巴瘤等相鉴别；累及结肠者需与溃疡性结肠炎相鉴别。（1）肠结核：多继发于肠外结核，甚至同时有开放性肺结核。节段性分布者少，瘘管形成少，复发率低有助于鉴别。若能取得活检组织，鉴别更有意义。但临床上，常容易将两者混淆及相互误诊。目前有些医院采用更敏感的病原学诊断方法如用结核杆菌特异性引物进行 PCR，具有较高的敏感性和特异性。必要时可采取抗结核治疗4~8周进行鉴别；（2）肠道淋巴瘤：近年来发病率逐渐增加，年

笔记

轻男性患者较多见，便血多，高热，病情进展常较快，预后不良，肠道溃疡大而不规则、无肉芽肿、肿瘤性淋巴细胞呈单克隆增殖，必要时早期手术探查；（3）溃疡性结肠炎：由于病变具有直肠受累、浅表性、弥漫性分布的特点，临床上多表现为结肠黏膜炎症的特征，极少有狭窄及瘘管形成。如鉴别困难，可依靠结肠镜、放射学及活检仔细鉴别。

国外关于克罗恩病治疗的指南：大剂量的美沙拉嗪（4g/d）对轻度回、结肠 CD 初始患者可能有效，美沙拉嗪局部应用对轻 - 中度左半结肠 CD 可能有效，因此 5 - 氨基水杨酸制剂仅可用于轻度克罗恩病。激素是控制病情活动的最有效药物，适用于中、重度克罗恩病患者或对氨基水杨酸制剂无效的轻度患者。由于激素不能长期使用，因此在激素减量时应用免疫抑制剂维持治疗，其中以硫唑嘌呤及 6MP 最好。对于内科治疗无效，以及出现并发症（包括完全性肠梗阻、瘘、脓肿形成、急性穿孔或不能控制的大出血）的患者可采取手术治疗的方法，即便采取手术切除病变肠管，仍有较高的 CD 复发率，如患者 CD 复发需再次进行肠切除手术，极易造成短肠综合征，因此选择手术治疗一定要慎重。术后内科药物的规范使用可以避免或推迟 CD 肠梗阻术后复发，包括术后缓解期的维持治疗，术后复发的发作期诱导治疗，具体药物选择根据病情，包括柳氮磺胺吡啶，5 - 氨基水杨酸，糖皮质激素和免疫抑制剂。

病例点评

CD 是节段性炎症性病变，可累及消化道任何部位，以末端回肠和升结肠最多见，食管、胃和十二指肠等上消化道 CD 罕见，且常伴回结肠病变。胃镜检查发现疑似 CD 病灶，应行结肠镜检查观

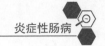

察回结肠是否有病变以协助诊断。胃镜下 CD 常可有黏膜皱襞增粗、阿弗他溃疡和线样溃疡，黏膜结节样改变呈铺路石样，与消化性溃疡的溃疡面不同，CD 常为线样或匍行样溃疡，呈纵行，需要注意鉴别。目前认为内科治疗是上消化道 CD 的一线疗法，若同时存在回结肠病变，应一并治疗，治疗回结肠 CD 有效的 5 - ASA 用于胃十二指肠 CD 效果较差。糖皮质激素控制急性期症状效果较好，免疫抑制剂可控制黏膜炎症和疾病进展，常作为维持治疗。目前尚缺乏生物制剂治疗胃十二指肠 CD 的前瞻性研究，个案报道治疗有效，尚需进一步研究。

（戴 聪 整理）

016 合并肛瘘克罗恩病成功治疗一例

病历摘要

患者男性，25 岁，以"腹痛、腹泻 47 天，加重伴发热 4 天"为主诉，于 2013 年 11 月 6 日收入院。患者于入院 47 天前，进食海鲜后出现腹痛、腹泻，腹痛为阵发性下腹隐痛，以便前为重，便后可缓解。大便 5 ~ 8 次/日，为稀水样便，无黏液及脓血，无发热及里急后重，偶有恶心、呕吐，呕吐物为胃内容物，无反酸、胃灼热。曾于多家医院就诊，诊为"急性胃肠炎"，对症抑酸、抗感染治疗无好转。40 天前出现胸痛，伴干咳，无胸闷、气短，继续抗感染治疗仍无好转。4 天前出现发热，体温波动于 37.8 ~ 38.8℃，无发冷、寒战，同时发现左膝关节肿胀、疼痛，会阴部、双侧小腿外侧及足背出现大小不等皮疹，体重减轻约 13kg。

既往史： 2012 年余因脂溢性皮炎口服中药治疗数月（具体成分不详）。2013 年 8 月野外采集标本时曾被蜱虫叮咬。否认高血压，冠心病，糖尿病病史。否认吸烟、饮酒史。家族史无类似疾病患者。

入院体格检查： T 37.7℃，P 100 次/分，R 16 次/分，Bp 115/75mmHg。睑结膜无苍白，巩膜无黄染，头皮可见红色点状皮疹，浅表淋巴结未触及，心肺查体未见异常，腹平软，下腹轻压痛，无反跳痛及肌紧张，肝脾肋下未触及，未触及包块，肠鸣音 3 次/分，未闻及气过水音及高调肠鸣音。左膝略肿胀，双下肢无浮肿。阴部、双侧小腿外侧、足背等部位多发暗红色丘疹，部分有脓头，有压痛，会阴部较重，已破溃流脓。肛周可见肛瘘（图 55）。

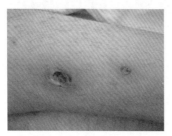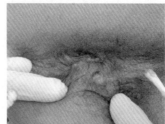

图 55　皮肤改变和肛瘘

辅助检查： WBC 14.4×10^9/L，NE 73.3%，RBC 4.19×10^{12}/L，HGB 131g/L，PLT 325×10^9/L；TP 63.2g/L，ALB 31.4g/L；ESR 82/98mmH$_2$O；CRP 202mg/L；PCT 1.75ng/ml；血清蛋白电泳 α_1 19.5%，α_2 14.1%；抗 ANA 1：40（＋）；HLA-B27（＋）；T-SPOT（－）；PPD、结明试验，以及其他免疫、肿瘤、生化指标均在正常范围。胃镜（图 56）：胃窦前壁近胃角见一线状溃疡，约 0.2cm×2.5cm，底平，覆白苔，周围黏膜充血、水肿。余胃窦黏膜

充血水肿。胃底黏液湖黄绿色。病理（图57）：慢性萎缩性胃炎。

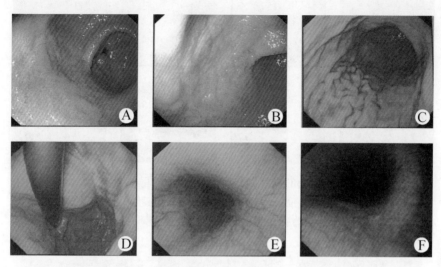

图56　胃镜：胃窦前壁近胃角见一线状溃疡，约0.2cm×2.5cm，底平，覆白苔，周围黏膜充血、水肿。余胃窦黏膜充血水肿

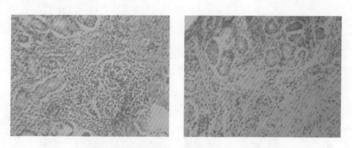

图57　胃镜病理：慢性萎缩性胃炎（HE×100）

肠镜（图58）：升结肠和降结肠结肠袋消失，黏膜呈铺路石样改变，可见大小不等的纵行溃疡，部分溃疡较深。部分乙状结肠黏膜弥漫性糜烂，血管网消失。横结肠和直肠黏膜光滑，血管网清晰。病理（图59）：符合溃疡，黏膜慢性重度炎症。

肺HRCT（图60A）：未见异常。全腹增强CT（图60B）：部分肠管管壁均匀增厚，密度减低，增强后均匀强化，肠系膜密度增高，其内见小结节影。骶髂关节CT（图60C）：双侧骶髂关节局部关节面略毛糙。膝关节CT（图60D）：左侧膝关节关节腔内积液。

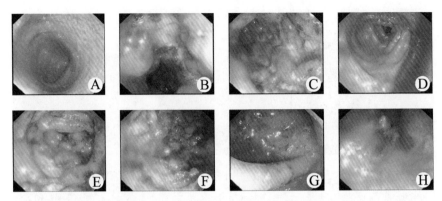

图58 肠镜：升结肠和降结肠结肠袋消失，黏膜呈铺路石样改变，可见
大小不等的纵行溃疡，部分溃疡较深。部分乙状结肠黏膜弥漫性
糜烂，血管网消失。横结肠和直肠黏膜光滑，血管网清晰

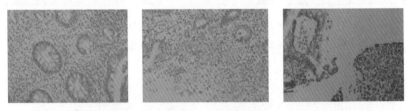

图59 肠镜病理：符合溃疡，黏膜慢性重度炎症（HE×100）

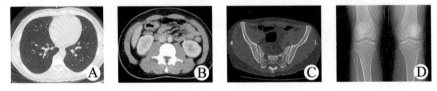

图60 肺CT（a）、腹部CT（b）、骶髂关节CT（c）、膝关节CT（d）

入院后初步诊断克罗恩病可能性大，给予半流食，安素肠内营养，配合静脉营养支持，甲硝唑0.4g、qd＋依替米星0.3g、qd、ivdrop，美沙拉嗪1.0g、q6h、po，美常安2粒，tid、po，全面检查后明确诊断克罗恩病（结肠型、非穿透非狭窄型＋肛瘘、活动期中度），给予英夫利西单抗（infliximab，IFX）300mg（0，2，6，＋8周）＋甲强龙80mg（冲击3天）治疗，当晚腹痛减轻，发烧消退，两周后皮疹消失，肛瘘好转。应用英夫利西单抗6次后，复查肠镜

仅于升结肠和乙状结肠见散在 0.2 ~ 0.4cm 息肉，其余肠黏膜光滑，血管网清晰（图 61）。

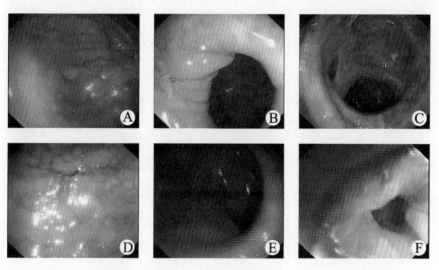

图 61　复查肠镜：升结肠和乙状结肠见散在 0.2 ~ 0.4cm 息肉，其余肠黏膜光滑，血管网清晰

病例分析

克罗恩病（Crohn's Disease，CD）是一种病因不明的慢性非特异性胃肠道肉芽肿性炎症性疾病，整个消化道从食管到直肠、肛管均可受累，以末端回肠及邻近右侧结肠最为常见。

CD 最常发生于青年期，发病高峰年龄为 18 ~ 35 岁，男性略多于女性（男女比约为 1.5：1）。临床表现呈多样化，包括消化道表现、全身性表现、肠外表现及并发症。消化道表现主要有腹泻和腹痛，可有血便；全身性表现主要有体重减轻、发热、食欲不振、疲劳、贫血等，青少年患者可见生长发育迟缓；肠外表现包括皮肤黏膜表现（如口腔溃疡、结节性红斑和坏疽性脓皮病）、关节损伤（如外周关节炎、脊柱关节炎等）、眼部病变（如虹膜炎、巩膜炎、

笔记

葡萄膜炎等）、肝胆疾病（如脂肪肝、原发性硬化性胆管炎、胆石症等）、血栓栓塞性疾病等；并发症常见的有瘘管、腹腔脓肿、肠狭窄和梗阻、肛周病变（肛周脓肿、肛周瘘管、肛赘、肛裂等），较少见的有消化道大出血、急性穿孔，病程长者可发生癌变。

CD 缺乏诊断的金标准，诊断需要结合临床表现、内镜、影像学和病理组织学进行综合分析并随访观察。结肠镜检查和活检是CD 诊断的常规首选检查，一般表现为节段性、非对称性的各种黏膜炎症，其中具特征性的表现为非连续性病变、纵行溃疡和卵石样外观。少部分 CD 病变可累及食管、胃和十二指肠，胃镜检查也应列为 CD 的常规检查，尤其是有上消化道症状者。对疑有小肠病变的患者，CT 或磁共振肠道显像（CT/MR enteloglaphy，CTE/MRE）是评估小肠炎性病变的标准影像学检查，该检查可反映肠壁的炎症改变、病变分布的部位和范围、狭窄的存在及其可能的性质（炎症活动性或纤维性狭窄）、肠腔外并发症如形成瘘管、腹腔脓肿或蜂窝织炎等。活动期 CD 典型的 CTE 表现为肠壁明显增厚（＞4mm）；肠黏膜明显强化伴有肠壁分层改变，黏膜内环和浆膜外环明显强化，呈"靶征"或"双晕征"；肠系膜血管增多、扩张、扭曲，呈"木梳征"；相应系膜脂肪密度增高、模糊；肠系膜淋巴结肿大等。

需要与 CD 鉴别的疾病主要是肠结核、肠道白塞病、溃疡性结肠炎。其他需要鉴别的疾病还包括：感染性肠炎（如 HIV 相关肠炎、血吸虫病、阿米巴肠病、耶尔森菌、空肠弯曲杆菌、艰难梭菌、CMV 等感染）、缺血性结肠炎、放射性肠炎、药物性（如NSAIDs）肠病、嗜酸粒细胞性肠炎、以肠道病变为突出表现的风湿性疾病（如系统性红斑狼疮、原发性血管炎等）、肠道恶性淋巴瘤、憩室炎、转流性肠炎等。

CD 的治疗目标是诱导缓解和维持缓解，防治并发症，改善生存质量。对于结肠型、末端回肠型和回结肠型轻度 CD 患者可以使用氨基水杨酸制剂治疗；对有结肠远端病变者，必要时可考虑美沙拉秦局部治疗。对于中、重度克罗恩病患者或对氨基水杨酸制剂无效的轻度患者，激素是控制病情活动的首选药物。激素无效或激素依赖时加用硫嘌呤类药物或甲氨蝶呤，这类免疫抑制剂对诱导活动期 CD 缓解与激素有协同作用，但起效慢，因此其作用主要是在激素诱导症状缓解后，继续维持撤离激素的缓解。对于有 2 个或以上高危因素的患者（合并肛周病变、病变累及肠段累计 > 100cm、食管胃十二指肠病变、发病年龄轻、首次发病即需要激素治疗等），宜在开始治疗时就考虑给予积极治疗，主要包括两种选择：一是激素联合免疫抑制剂（硫嘌呤类药物或甲氨蝶呤）；或直接予 IFX（单独应用或与 AZA 联用）。对于内科治疗无效，以及出现并发症（包括完全性肠梗阻、瘘、脓肿形成、急性穿孔或不能控制的大出血）的患者可采取手术治疗的方法。

病例点评

CD 是一种复杂、难治性疾病，腹泻、腹痛、体重减轻是 CD 的常见症状，如有这些症状出现，特别是年轻患者，要考虑本病的可能，如伴肠外表现和（或）肛周病变应高度疑为本病，我们在接诊这例患者时就考虑很可能是 CD。

CD 缺乏诊断的金标准，WHO 推荐的 CD 诊断标准如下：①非连续性或节段性改变；②卵石样外观或纵行溃疡；③全壁性炎性反应改变；④非干酪样肉芽肿；⑤裂沟、瘘管；⑥肛周病变。具有①②③者为疑诊；再加上④、⑤、⑥三者之一可确诊；具备第④项者，只要加上①、②、③三者之二亦可确诊。本例患者符合①、②、③、⑤条，可以确诊为 CD。因合并肛周病变、发病年龄 25 岁、首次发病即需要激素治疗，有 3 个高危因素，另外患者有腹痛明显，高热（体温最高达 39.2℃），有关节痛、结节性红斑、肛瘘等肠外表现，CDAI 评分为 269.7 分，为中度活动期，所以我们选择的治疗方案是生物制剂（IFX）联合甲强龙同时应用，TNF 按 0、2、6、+8 周时间点规律应用，半年后复查肠镜见肠黏膜愈合，继续应用至 1 年时停用，后续用硫唑嘌呤 100mg，qd，po 维持治疗。

（黄玉红　整理）

017 溃疡性结肠炎合并中毒性巨结肠一例

病历摘要

患者女性，38 岁，以"腹泻 3 年余，加重 1 个月"为主诉入院。患者 3 年来无明显诱因反复腹泻，伴下腹隐痛，便后腹痛可缓解。每日排便 2 ~ 3 次，为糊状便混有黏液、偶有少量鲜血，无恶心、呕吐。腹泻与饮食、季节无关。曾于外院行肠镜检查提示溃疡性结肠炎，给予美沙拉嗪对症治疗后缓解。近一个多月来，腹泻加重，每日 8 ~ 10 次，为脓血便，伴里急后重；腹痛加重，呈痉挛性疼痛，发热，食欲不振，服用美沙拉嗪无效，静脉滴注"林霉素钠" 3 天无效，自服阿托品，腹痛减轻，但出现腹胀且逐渐加重，并大便失禁，持续流出黏液及脓血便，为进一步诊治就诊。

体格检查：T 38.7℃，P 96 次/分，Bp 120/70mmHg。慢性病容，睑结膜苍白，皮肤、巩膜无黄染，未见皮疹，浅表淋巴结未触及。心肺检查未见异常。腹部膨隆，全腹压痛，无反跳痛及肌紧张，肝、脾未触及，未触及包块，全腹叩诊鼓音，移动性浊音阴性，肠鸣音消失。四肢关节无红肿。

辅助检查：血常规：Hb 70g/L，WBC 19×10^9/L，N 78%，L 20%；粪便常规外观为黏液便，镜检 RBC 100～120/HP，WBC 10～15/HP；ESR 40mm/1h；血钾 2.83mmol/L，钠 130mmol/L，氯 85mmol/L；CRP 135g/L，PCT 0.9；血清蛋白电泳 $\alpha_2$17.6%，余免疫指标结果正常，CEA 及 CA19－9 正常；结明试验阴性。胸片未见异常。该患者入院后，反复查便阿米巴滋养体及痢疾杆菌培养均为阴性，立位腹平片见结肠明显扩张，结肠袋消失（图62）。全腹增强 CT 因鱼虾过敏未做。经对症治疗，消炎，待腹胀减轻，离子紊乱纠正后给予肠镜检查，提示全结肠溃疡性结肠炎，病理支持结肠溃疡性结肠炎。

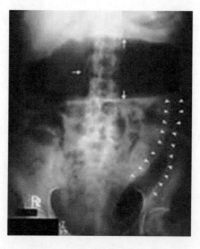

图62　立位腹平片见结肠明显扩张，结肠袋消失

病例分析

本病例根据病史及检查所见，诊断为溃疡性结肠炎，重度，活动期，E3，合并中毒性巨结肠，电解质紊乱低钾血症、低钠血症。诊断依据为：①患者中年女性，起病缓慢，慢性腹泻病史3年，偶有便血；②近一个月伴有发热，腹泻加重，排黏液脓血便，里急后重；③有服用阿托品病史，腹部膨隆，全腹有压痛，肠鸣音消失；④血钾、钠、均低。

溃疡性结肠炎是一种病因尚不十分清楚的结肠和直肠慢性非特异性炎症性疾病，病变局限于大肠黏膜及黏膜下层，多位于乙状结肠和直肠，也可延伸至降结肠，甚至整个结肠。病程漫长，常反复发作。常见的临床表现包括腹痛、便血、体重减轻、里急后重、呕吐等。偶尔可有关节炎、虹膜睫状体炎、肝功能障碍和皮肤病变等症状。在大多数病人中本病表现为慢性过程，在少数病人（约占15%）中呈急性发作。在病变初期结肠镜检查可见弥漫性的炎症，黏膜水肿、充血，黏膜下血管模糊，质脆易出血。随着病情的进展，可见小黄色斑点，即隐窝脓肿。炎症加重使黏膜面粗糙呈颗粒状，隐窝脓肿加重，形成多数糜烂及溃疡。慢性化的进程中溃疡底部附着脓苔，溃疡之间黏膜因水肿而呈岛状突起，形成所谓的假息肉。

重度溃疡性结肠炎常发生并发症，最常见的并发症多发生在肠内，包括：①中毒性巨结肠：在急性活动期发生，发生率约2%；②肠穿孔：多在中毒性巨结肠基础上发生，发生率约1.8%；③大出血：发生率1.1%～4.0%；④息肉：发生率9.7%～39%；⑤癌变：多见于病变累及全结肠、幼年起病和病史超过10年者，发生

笔记

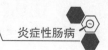

率5%；⑥其他：结肠狭窄、肛门脓肿等。肠外也有一些并发症，多与自身免疫有关的：如①关节炎：发生率11.5%，多在肠炎病变严重阶段并发，以大关节受累多见，且常为单个关节病变；②皮肤、黏膜病变：结节性红斑较为多见；③眼部病变：虹膜炎、葡萄膜炎。有时也会有肝、肾损伤，心肌炎等。

溃疡性结肠炎主要应与以下疾病相鉴别：①慢性细菌性痢疾：往往有明确的急性细菌性痢疾病史，粪便镜检有大量脓细胞，粪便细菌培养可分离出痢疾杆菌。②慢性阿米巴痢疾：病变以近端结肠为主，粪便中可找到溶组织阿米巴包囊或滋养体，用抗阿米巴药物治疗有效。③克罗恩病：可发生于胃肠道各部，结肠受累时可有黏液或脓血便，常有腹部包块。病变呈阶段样分布，镜检病变黏膜呈"鹅卵石"样隆起，脆性不增加，不易出血。病理改变为穿壁性炎症，可见非干酪性肉芽肿，常见淋巴细胞聚集。④溃疡型肠结核：多继发于开放性肺结核，80%~90%累及回盲部，镜检可见环形溃疡，组织学特征为干酪性肉芽肿，活检印片可找到结核杆菌。⑤尚应与结肠癌、血吸虫病等相鉴别。

病例点评

本病例诊断明确，是重度的溃疡性结肠炎，并出现了最重的并发症——中毒性巨结肠，这个并发症虽然发病率低，病死率可达11%~50%。结肠病变广泛、严重，累及肌层及肌间神经丛，肠壁张力减退，结肠蠕动消失，肠内大量气体积聚，引起急性结肠扩张，而低钾、钡灌肠及使用抗胆碱能药物或鸦片酊可诱发中毒性巨结肠。溃疡性结肠炎的治疗原则应先根据病情进行分期，治疗要考虑病变范围和病情的轻、中、重。在急性发作期，一旦诊断确立，应尽早治疗，药量要给足，治疗要个体化。所谓治疗个体化，就是要根据病变的分布和病情的轻、中、重来选择药物并确定剂量。该患者并发中毒性巨结肠，有明显的毒血症和电解质紊乱，病情危重，治疗上应在禁食、积极大量补液、纠正水和电解质平衡紊乱、静脉营养、全身支持疗法的基础上，静脉大剂量给予肾上腺皮质激素，以尽快控制病情，并应用广谱抗生素及甲硝唑控制继发感染。经内科积极治疗24～48小时无效者，应及时考虑手术治疗。对于重症患者，不要纠缠于诊断，应边治疗边检查。

（来　爽　刘维新　整理）

018 肠结核合并十二指肠内瘘误诊为克罗恩病死亡一例

病例分析

患者女性，57岁，身高160cm，体重42kg，以"腹痛、腹胀4年，加重2个月"为主诉，于2014年6月23日，以"克罗恩病"收入院。入院4年前患者无诱因出现腹痛、腹胀，大便1～3天排一次，为黄色不成形便，无黏液及血，无发热及里急后重，于某医院就诊，肠镜提示：肠炎。给予口服整肠生1.5g/d，及中药（具体不详），治疗6个月病情缓解。2个月前再次出现腹痛、腹胀，大便腹泻、便秘交替，肠镜（图63）提示：克罗恩病不除外。病理

笔记

（图64）示：黏膜重度炎症，炎性肉芽组织，管状腺瘤，给予美沙拉嗪1.0g/d和复方谷氨酰胺肠溶胶囊1.8g/d，治疗无效，近1个月症状明显加重，伴食欲不振、反酸、胃灼热、恶心，畏寒、夜间盗汗，偶有胸闷、气短，偶有咳嗽，咳少许白痰，体重下降约25kg。

既往史： 无结核史，母亲因肺结核于2002年病逝，家族中其他人无结核感染史。

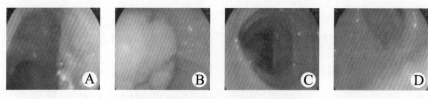

图63　入院前2个月外院肠镜

注：A：末端回肠；B：回盲瓣；C：横结肠；D：乙状结肠

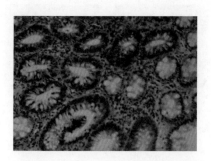

图64　入院前2个月外院肠镜病理 黏膜重度炎症，
炎性肉芽组织，管状腺瘤 HE×100

入院体格检查： T36.8℃，P 120次/分，R 25次/分，Bp 94/69mmHg。恶病质状态，睑结膜略苍白，双肺下野呼吸音稍弱，可闻及少许散在湿啰音，腹部略膨隆，腹软，全腹轻压痛，无肌紧张及反跳痛，移动性浊音（＋），胃泡鼓音区明显扩大，肠鸣音1~3次/分。

辅助检查： WBC 13.99×10^9/L，LY 3.1%，NE 95.2%，RBC

$4.19 \times 10^{12}/L$，HGB 112g/L，PLT $434 \times 10^{9}/L$；TP 51.8g/L，ALB 25g/L；ESR 40/64mmH$_2$O；CRP 87.8mg/L；PCT 1.75ng/ml；血清蛋白电泳 $\alpha_1$12.1%；抗 ANA 1：40（+）；CA12-5 287.2U/L；T-SPOT（+）；大便潜血（+）；腹水常规：TC $1130 \times 10^{6}/L$，MN 65%，PMN 35%，蛋白25g/L，李凡他实验阳性；PPD、结明试验，以及其他免疫、肿瘤、生化指标均在正常范围。胃镜（图65）：胃体上段后壁条形糜烂，胃窦黏膜点状红斑，十二指肠降部内瘘形成，瘘口边缘黏膜结节样隆起。病变处活检病理（图66）：充血、水肿、炎细胞浸润。肺HRCT（图67A）：双肺下叶见条片影，双侧胸腔积液。全腹增强CT（图67B、图67C）：末端回肠肠壁增厚，肠系膜、大网膜密度增高，胃腔明显扩大，胃窦部胃壁水肿增厚，大量腹腔积液。

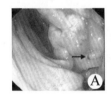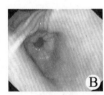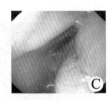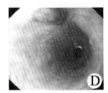

图65　入院前4天我院门诊胃镜

注：A：十二指肠；B：胃窦；C：胃体；D：食管

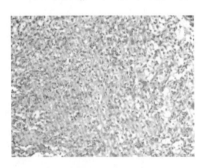

图66　入院前4天我院门诊胃镜病理，充血、水肿、炎细胞浸润 HE×100

入院后初步诊断肺结核合并肠结核、结核性腹膜炎、十二指肠

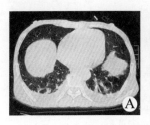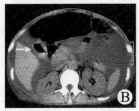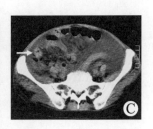

图 67　入院后肺 CT 和全腹增强 CT

注：A 为肺 HRCT：双肺下叶见条片影，双侧胸腔积液；B、C 为全腹增强 CT：B 箭头所示：胃腔明显扩大，胃窦部胃壁水肿增厚；C 箭头所示：末端回肠肠壁增厚，肠系膜、大网膜密度增高，大量腹腔积液

降部内瘘，给予禁食水，莫西沙星 0.4g，qd，ivdrop，泮托拉唑 40mg，qd，ivdrop，补充白蛋白及静脉营养支持等治疗，但患者病情仍急速进展，第 9 天突然出现呼吸困难，急检血气分析：PH 7.416，$PaCO_2$ 36.3mmHg，PaO_2 54.4mmHg，SaO_2 86.2%，给予面罩吸氧（10L/min），抱球呼吸，系统抗结核治疗（异烟肼 0.3g，qd，po、利福平 0.45g，qd，po、吡嗪酰胺 1.5g，qd，po），3 天后病情仍无明显好转，放弃治疗回家，当日死亡。

病例分析

　　肠结核与克罗恩病在临床特点、病理、内镜，以及 CT 表现有很多相似之处，临床工作中很容易被误诊，文献报道近年来误诊率高达 50%～70%，因为二者治疗方案完全不同，一旦误诊会带来严重的后果。

　　肠结核是由结核分枝杆菌侵犯肠道而引起的慢性特异性感染，多继发于肠外结核，尤其是肺结核。结核分枝杆菌侵入肠道后主要累及淋巴组织，因此肠结核主要发生于回盲部。临床上有腹痛、腹泻、便秘、腹部包块及肠梗阻等消化道症状，以及发热、消瘦、乏

笔记

力、盗汗等结核中毒症状。治疗上以抗结核治疗为主。

克罗恩病是一种病因尚未明确的肠道慢性非特异性炎症，整个消化道从食管到直肠、肛管均可受累，以末端回肠及邻近右侧结肠最为常见。临床上以腹痛、腹泻为主要症状，常伴有肠瘘及肛周病变，还可伴有皮肤、关节、眼与肝等肠外表现。治疗上主要用激素、免疫抑制剂及生物制剂。

肠结核和克罗恩病的鉴别要点如下：1. 临床表现：发热、腹腔积液多见于肠结核；便血、肛周病变、瘘管多见于克罗恩病。2. 肠镜表现：环形溃疡、回盲瓣口固定开放多见于肠结核；纵形裂隙状溃疡、鹅卵石样改变多见于克罗恩病。3. 病理检查干酪坏死性肉芽肿、抗酸杆菌染色阳性仅见于肠结核。4. 并发症方面，克罗恩病发生肠梗阻、瘘管的概率明显高于肠结核。

溃疡型肠结核慢性穿孔可形成肠瘘，虽然肠结核合并瘘管形成的发生率明显低于克罗恩病，但仍有较多文献报道肠结核可以合并肠内瘘和肠外瘘，张建等报道31例肠结核合并穿孔手术的患者，7例表现为肠外瘘，5例为肠间内瘘，1例伴回肠－膀胱瘘。有报道约4%肠结核因合并肛周结核形成结核性肛瘘。但是肠结核合并十二指肠内瘘国内仅见一例报道，那例患者因抗结核治疗效果不佳，全消化道造影提示十二指肠－结肠肝曲瘘，剖腹探查术中发现内瘘形成，并行十二指肠－横结肠瘘切除修补术，术后恢复良好。而本例患者，由于在其他医院就诊时考虑克罗恩病，没有行抗结核治疗，因合并十二指肠内瘘致营养吸收障碍，造成患者严重营养不良，入院时身高1.6m，体重只有42kg，虽然住院后经过详细询问病史，得知其母亲12年前因肺结核病逝，经过完善PPD、T－SPOT、腹水常规化验、肺CT、全腹CT等检查，初步诊断肺结核合并肠结核、结核性腹膜炎，遗憾的是患者病期太晚，病情太重，抗结核治疗 3 天仍无好转，且出现Ⅰ型呼衰，因家里经济困难，放弃治疗回家后死亡。为进一步确诊，我们借患者入院前肠镜和我院胃镜病理腊块到北京某医院会诊，病理会诊看到干酪坏死性肉芽肿和多核巨细胞，而且查到抗酸杆菌（图 68），这是一例典型的肠结核误诊、误治病例。

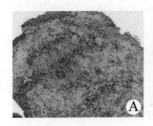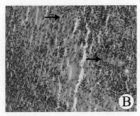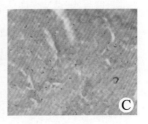

图 68　北京某医院病理会诊

注：A：肉芽肿有坏死 HE×100；B：肉芽肿多核巨细胞 HE×100；C：抗酸杆菌，抗酸染色×100

病例点评

肠结核与克罗恩病的鉴别诊断需要多学科、多专业医务人员共同配合，临床医生应详细询问病史，仔细查体，综合分析，本例患者有密切结核接触史，有畏寒、夜间盗汗等结核中毒症状，偶有胸闷、气短、咳嗽，咳少许白痰等呼吸道症状，首诊的时候就应该想到结核病，但是目前消化界对克罗恩病比较关注，而对肠结核的关注度不够，患者曾先后四次不同医院门诊就诊，均考虑克罗恩病，未给予抗结核治疗，导致疾病进展。通过这个病例，提醒广大临床医生要提高对结核病的警惕性，对拟诊克罗恩病的患者，即使无结核临床症状，也应进行肺和全腹 CT 检查，以排除其他脏器结核病灶的存在。病理医生在看到不典型肉芽组织的时候，应常规加做抗酸染色，以降低肠结核的误诊率。

参考文献

1. 尹丹萍，刘同亭．克罗恩病与肠结核鉴别诊断的新进展．影像杂志（电子版），2017，7（2）：79 – 82.

2. 冯云，王智峰，刘玉兰，等．被误诊、误治的肠结核一例．中华消化杂志，2016，36（8）：569 – 573.

3. 饶日春，陈克文，谢建清，等．35 例肠结核临床诊断分析．结核病与肺部健康杂志，2016，5（4）：327 – 332.

4. 中华医学会消化病学分会炎症性肠病学组．炎症性肠病诊断与治疗的共识意见（2012 年，广州）．中华消化杂志，2012，32（12）：796 – 813.

5. 何瑶，陈瑜君，杨红，等．回结肠克罗恩病与肠结核临床及内镜特征比较．中华消化内镜杂志，2012，29（6）：325 – 328.

6. 毛华，丘文丹．克罗恩病与肠结核临床、内镜及病理特征对比分析．胃肠病学和肝病学杂志，2014，23（1）：75 – 77.

7. 潘霞，张钢志．肠结核与克罗恩病的临床、内镜及病理的对比研究．中国现代医生，2011，49（35）：48 – 51.

8. 张建，李强，白婕，等．肠结核合并穿孔 31 例诊治分析．中国中西医结合外科杂志，2012，18（5）：489 – 491.

9. 王志刚，鲁卫健．11 例肺结核合并结核性肛瘘患者的临床分析．中国抗痨杂志，2014，36（7）：597 – 598.

（黄玉红　整理）

019 被误诊为克罗恩病结肠淋巴瘤一例

病历摘要

患者男性，53岁，以"右上腹疼痛9个月，加重半个月"为主诉入院。患者9个月前无明显诱因出现右上腹隐痛，间断发作，无放散，与进食、活动无关，大便每日1~2次，粥状便。曾便血一次，为鲜红色，量约500ml，伴头晕、黑矇，无反酸、胃灼热及呕血。查体右上腹可触及一8cm×10cm包块，质软，可稍有移动，但幅度不大，当时行肠镜检查提示结肠溃疡性病变，病理提示非干酪性肉芽肿，一直口服美沙拉秦缓释颗粒剂治疗，腹痛减轻，半月前腹痛加重，进食后尤为明显，右上腹可触及包块，为行进一步治疗来我院住院。病来乏力，食欲不佳，睡眠可，小便正常，近1年来体重减轻约5kg。

既往史：否认高血压、冠心病、糖尿病等慢性病史。无肝炎结核病史。

体格检查：生命体征平稳，贫血貌，巩膜无黄染，全身皮肤黏膜无出血点及瘀斑，浅表淋巴结未触及。腹平坦，肝脾肋下未触及，右上腹触及包块，质中等，边界不清，大小约12cm×10cm，活动度较差，压痛明显。无肌紧张及反跳痛。

辅助检查：血细胞分析：WBC $6.34 \times 10^9/L$，Hb 66g/L（↓↓），

PLT 408 × 10^9/L。贫血系列：Fer 12.02μg/L（↓），VB12 119.90pmol/L（↓），CRP 8.77mg/L（↑），肿瘤标志物正常值，PPD 试验阴性。胸部 CT 平扫未见异常。腹部 CT 增强扫描：结肠肝曲改变，炎性病变可能大，请结合临床病史及其他相关检查。肝右前叶上段斑片状强化灶，血管瘤可能性大，肝内及左肾多发小囊肿。腹、盆腔少量积液。

1. 肠镜检查结果（图69）：

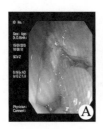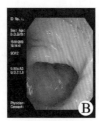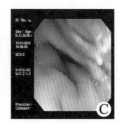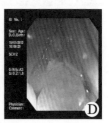

图69　肝曲黏膜充血、水肿、糜烂、管腔狭窄，
见一不规则性增生性肿物，表面糜烂

2. 超声引导下行肠壁穿刺活检（图70）：

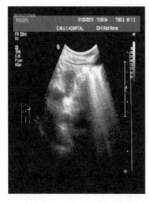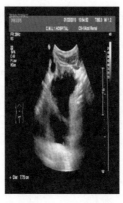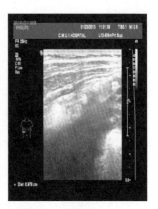

图70　术中见右侧腹肠壁增厚，呈低回声，厚度：2.36～4.60cm，
其内回声不均匀，血流丰富，于增厚肠管部位穿刺活检

3. 镜下病理（图71）：病理镜下表现溃疡，少量腺体轻度异型增生，淋巴组织异型增生，炎细胞浸润。病理诊断：（肠壁）弥漫大 B 细胞淋巴瘤（活化 B 细胞性）。免疫组化结果：CK（－），

CD3（散在＋），CD20（弥漫＋），CD68（＋），PAX－5（＋），CD10（－），MUM1（＋），Bcl－6（＋），Ki67（＋＞75%）。

图 71　病理光镜所见：瘤细胞体积较大，弥漫成片分布，
核深染，胞浆少（HE×100）

病例分析

　　原发性恶性淋巴瘤发病原因不清楚，绝大多数属于 B 淋巴细胞来源，原发者起病隐匿，早期缺乏特异性，好发于淋巴组织较丰富的回肠末端和盲肠，其次为右半结肠，分布特点可以呈局限性，但一般较癌累及范围广。

　　纤维结肠镜检查是诊断本病的主要方法，内镜下可以观察恶性淋巴瘤，主要表现为弥漫型、息肉型及溃疡型等基本形态。常见镜下分型为：

　　1. 弥漫型：以浸润为特征，肠壁弥漫性增厚变硬，可见病变肠段失去正常光泽，肠腔狭窄，蠕动消失，注气后仍不能扩展肠腔。黏膜面可见增厚似脑回状的皱褶，也可呈弥漫性结节状改变，表面糜烂或浅表溃疡，类似于浸润癌，但累及范围广。

　　2. 息肉型：肿块呈宽基、表面光滑或呈结节状息肉样肿块，易误诊为良性息肉或息肉样癌。瘤体大的表面可出现溃疡及出血，并可引起肠腔狭窄。也可呈现多发性大小几乎相等的半球息肉，类似良性淋巴样息肉病。表面光滑，色白。但局部往往因浸润增厚，结肠袋半月襞消失，局部僵硬，蠕动消失。

3. 溃疡型：恶性淋巴瘤可呈现恶性溃疡特点，但部分患者也可表现为良性溃疡改变，溃疡平坦表浅，表面白苔，周堤平坦等。此外，尚有一种肠外肿块型，因由内向肠腔外生长肿块引起，可压迫肠腔使其狭窄，但黏膜面正常。

纤维结肠镜检查是诊断本病的主要方法，内镜下阳性率高达50%～80%，值得注意的是尽管有时在内镜下高度怀疑为恶性病变，但活检病理始终只能发现炎性细胞浸润，不能明确诊断，一旦内镜结果与病理结果数次不符时应警惕本病的可能，本病例中早期肠镜未见确切病灶，晚期由于肿瘤较大压迫肠腔取材困难，病理仍没有得到确诊。近年来，超声引导下穿刺技术越来越成熟，对于难以诊断的腹腔内包块，经皮超声引导下的穿刺，不仅可以明确肿块的性质，还可以提出确切的病理诊断。

病例点评

此病例特点为：1. 中年男性，慢性病程，有腹痛、便血病史，曾按炎症性肠病治疗，症状一过性好转。2. 因出现腹部包块来诊，辅助检查上腹部 CT 及发病后 2 次肠镜检查结果，均未能明确诊断。3. 依靠经皮超声引导下的肿块穿刺病理及免疫组化，得以最终确诊为结肠（肠壁）弥漫大 B 细胞淋巴瘤（活化 B 细胞性），经用 CHOP 方案抗肿瘤治疗及水化碱化尿液、抗炎等对症治疗。化疗过程较顺利，病人无明显不适，出院。该患有右上腹痛、便血、腹部

笔记

包块，经肠镜检查示肝曲可见狭窄性病变，黏膜充血、水肿、糜烂、管腔狭窄。病理示升结肠溃疡伴淋巴组织轻度异型增生。肠镜所见及病理结果不典型，较易误诊。弥漫大 B 淋巴瘤属于非霍奇金淋巴瘤，累及胃肠道的部位以回肠为多，其次为胃，结肠很少受累，确诊主要依靠病理学检查，取得病理的方法主要靠内镜，当肠镜下病理检查阴性时，可选择超声引导下穿刺取病理，因其具有简单、实用、安全的特点，值得临床医生推广使用。

参考文献

1. 王洪伟，刘兰涛，陈雅隽. 原发性胃肠道恶性淋巴瘤病理新分类形态分析. 中国药物经济学，2013（6）：314-315.

2. 梁荣中. 结肠原发性恶性淋巴瘤 26 例诊治分析. 中国临床新医学，2014，7（6）：540-541.

3. 裴文举. 46 例原发性胃肠道淋巴瘤的诊断及外科治疗分析. 大连医科大学，2013.

4. 唐言华，耿协强，吴正阳，等. 原发性胃肠道恶性淋巴瘤误诊分析（附 14 例报告）. 西南国防医药，2015，25（10）：1122-1123.

（邓秋萍　刘维新　整理）

免疫相关疾病

020 IgG4 相关性胆管炎误诊为胆管癌一例

病历摘要

患者男性，56 岁，以"皮肤巩膜黄染 5 天"为主诉，于 2012 年 5 月 27 日，以"黄疸待查"收入院。入院 5 天前始，患者无诱因发现尿黄，全身皮肤巩膜黄染，并逐日加重，伴乏力、食欲不振，无恶心、呕吐，无腹痛、腹泻，无发热、皮疹及关节痛，无白陶土样便，无咳嗽、咳痰，无胸闷、气短，无明显体重下降。

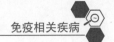
既往史：白癜风 5 年，口干、眼干 4 年，4 年前患结核性胸膜炎，系统抗结核治疗好转。1 年半前患自身免疫性胰腺炎，应用激素治疗好转。糖尿病 1 年，应用胰岛素（优泌林）治疗，血糖控制尚可。无吸烟饮酒史。家族中无类似疾病患者。

入院体格检查：生命体征平稳，浅表淋巴结未触及，睑结膜不苍白，全身皮肤及巩膜黄染，心肺查体未见异常，腹平软，无压痛，肝脾肋下未触及，未触及包块，Murphy 征（−），肝区叩痛（−），双下肢无浮肿。

辅助检查：肝功：GGT 433U/L，ALP 263U/L，ALT 516U/L，AST 250U/L，TBIL 98.2μmol/L，DBIL 84μmol/L；淀粉酶 135U/L，脂肪酶 72U/L；血脂：HDL – C 3.8 mmol/L，TG 2.19mmol/L，TC 5.75mmol/L，LDL – C 0.63mmol/L；CRP 7.64mg/L，RF 26.6IU/ml，γ 球蛋白 35%，补体 C_3 0.86g/L，补体 C_4 0.1g/L，IgG 33.6g/L，IgM 0.4g/L；抗 ANA（＋）、抗 pANCA（＋），余 AMA、SMA、SSA、SSB 等自身抗体均（−）；CA19 – 9 95.65U/ml。余肿瘤标志物及血常规、肾功、离子、凝血四项等均未见异常。肝胆脾增强 CT（图 72）：肝内胆管明显扩张，肝总管管腔闭塞，局部可见软组织密度影，约 1.33cm，增强后明显强化，胆囊管、胆总管末端可见点状高密度影，胆囊不大，胆囊壁厚。胰腺尾部饱满，增强后强化程度减低，胰管未见扩张，胰腺轮廓不光滑，周围可见少量索条影。MRCP（图 73）：肝内胆管明显扩张，肝总管及左右肝管梗阻，胆总管胰头段变细，胰管显示良好，胆囊管扩张，胆囊不大。肺 HRCT：双肺间质性改变，双肺下叶小结节影，纵隔多发淋巴结显示，双肺陈旧性病变，双侧胸膜肥厚、钙化。

入院后初步诊断：梗阻性黄疸（肝门部占位性病变，胆管癌可能性大，自身免疫性肝病不除外）、胆总管结石、慢性胆囊炎、轻

笔记

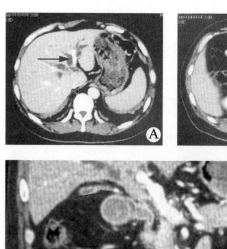

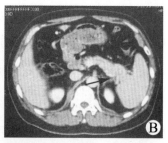

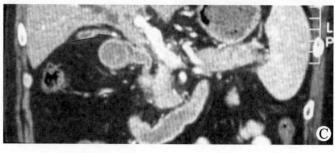

图72 肝胆脾增强CT：肝内胆管明显扩张（A箭头所示），肝总管管腔闭塞，局部可见软组织密度影（C箭头所示），约1.33cm，增强后明显强化，胆囊管、胆总管末端可见点状高密度影，胆囊不大，胆囊壁厚。胰腺尾部饱满（B箭头所示），增强后强化程度减低，胰管未见扩张，胰腺轮廓不光滑，周围可见少量索条影

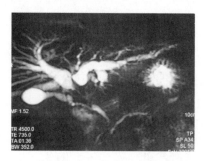

图73 MRCP：肝内胆管明显扩张，肝总管及左右肝管梗阻，胆总管胰头段变细，胰管显示良好，胆囊管扩张，胆囊不大

症急性胰腺炎。给予禁食水、补液，耐信40mg Bid，ivdrop，抑制胃酸分泌，生长抑素0.25mg/h持续静脉泵入，抑制胰腺分泌，甘乐80mg，qd、天晴甘美0.2g，qd、阿拓莫兰2.4g，qd，ivdrop，保肝。六天后淀粉酶、脂肪酶正常，进流食，停生长抑素，但治疗两周，复查肝功胆红素无明显好转，TBIL升至299.3μmol/L，DBIL

升至 255.3μmol/L，为解除胆道梗阻，经科内及外科会诊，家属知情同意，于 6 月 18 日行 ERCP 支架置入术，术中取出少许泥沙，并于左右肝管各置入一枚塑料支架（图 74），术后第 6 天复查肝功：TBIL 320.8μmol/L，DBIL 284.66μmol/L，常规 ERCP 术后 24 小时胆红素一般会下降约 1/3～1/2，但该患 ERCP 术后胆红素不见下降，反而升高，结合 1 年半前自身免疫性胰腺炎病史，考虑自身免疫性胆管炎不除外，加用甲强龙 80mg，qd，ivdrop，优思弗 250mg，tid，po。3 天后复查肝功：TBIL 247.8μmol/L，DBIL 277.7μmol/L，7 天后复查肝功：TBIL 175.1μmol/L，DBIL 168.1μmol/L，停静脉激素，换美卓乐 40mg，qd，po。一个半月后复查肝功：TBIL 24.1μmol/L，DBIL 15.9μmol/L，复查 CA19－9 16.4U/ml，半年后取出支架，复查 CT 肝脏和胰腺形态结构未见异常（图 75），化验血清 IgG4 浓度 424mg/dl。

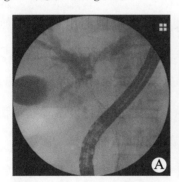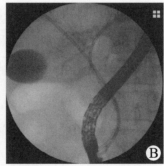

图 74　ERCP 术中所见

注：A. 支架前；B. 支架后

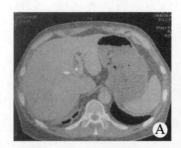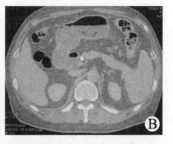

图 75　半年后取支架前复查肝胆脾胰平扫 CT：未见异常

病例分析

　　在过去的十多年中，陆续报道过一些对类固醇激素敏感的胆管炎病例，这些患者的胆道狭窄与原发性硬化性胆管炎或胆管癌相似，大多数对激素治疗反应良好，甚至可以达到完全缓解，大部分患者伴有自身免疫性胰腺炎（autoimmune pancreatitis，AIP），2009年 Bjomsson 等首次提出 IgG4 相关性胆管炎（immuglobulin G4 associated cholangitis，IAC）的概念，IAC 的特点为血清 IgG4 水平升高，病理可见胆管周围淋巴细胞、浆细胞浸润，胆管周围纤维化和嗜酸性粒细胞浸润，以及 IgG4 阳性浆细胞浸润性闭塞性脉管炎。

　　IAC 以 50 岁以上老年男性多见，常见的临床表现是梗阻性黄疸，大部分患者没有明显的腹痛，主要为腹部不适，此外还可以有体重减轻、脂肪泻、糖尿病等表现。如伴有其他器官受累时则有相应的临床表现，胰腺是最常见的受累器官，约高达92%的 IAC 伴发AIP，其他器官受累依次有：泪腺、肺、鼻窦、腮腺、腹膜后、大动脉、肾脏、皮肤，少见受累器官包括甲状腺、垂体、胃肠道、硬脑膜/硬脊膜、心包、颅脑、纵隔和睾丸等。

　　IAC 的主要影像学表现为胆管壁增厚，很容易误诊为胆管癌或硬化性胆管炎。CT 与 MRI 检查常常提示胆管壁弥漫性不均匀增厚，可能与胆管壁纤维化相关，虽然胆管系统管腔有狭窄，但是并不闭塞，而且胆管壁增厚与狭窄部位相对独立，这是诊断 IAC 的重要影像学征象。IAC 的影像学分型分为 4 型，Ⅰ型：胆管下段狭窄；Ⅱ型：肝内胆管及胆管下段同时狭窄，Ⅱ型又分为 2 个亚型：Ⅱa 型：肝内胆管狭窄伴远端扩张；Ⅱb 型：肝内胆管全程狭窄，无远端扩张；Ⅲ型：肝门部胆管和胆管下段同时狭窄；Ⅳ型：肝门部胆管狭

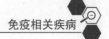

窄。其中Ⅰ型和Ⅳ型易误诊为胆管癌，Ⅱ型和Ⅲ型易误诊为原发性硬化性胆管炎。

IAC的临床诊断标准如下：（1）MRCP显示弥漫性或节段性肝内、外胆管狭窄及胆管壁增厚。（2）血清IgG4浓度大于135mg/dl。（3）合并AIP、IgG4相关泪腺炎或IgG4相关的腹膜后纤维化。（4）组织病理学显示：①显著的淋巴细胞及浆细胞浸润及纤维化；②IgG4阳性浆细胞润，阳性的浆细胞≥10个/每高倍镜视野；③轮辐状纤维化；④闭塞性静脉炎。如同时满足（1）+（3）或（1）+（2）+（4）①+②或（4）①+②+③或（4）①+②+④可明确诊断IAC；如符合（1）+（2）并且在排除胰腺或胆管等恶性肿瘤后应用类固醇治疗有效也可怀疑诊断。本例患者为56岁中年男性，以梗阻性黄疸为主要临床表现，影像学检查提示肝门部胆管狭窄，因为有胆管闭塞，且CA19-9升高（95.65U/ml），因为当时我院不能检测IgG4水平，初期诊断考虑肝门部胆管癌可能性大，因患者及家属不同意手术而行ERCP支架置入，术后胆红素没有下降却反而升高，结合1年半前的自身免疫性胰腺炎病史，考虑IAC不除外，应用甲强龙80mg冲击治疗3天后，胆红素明显下降，继续用至7天胆红素下降约1/2，后续按0.6mg/kg/d口服美卓乐40mg，规律减量，每1~2周减量一片，半年时取出支架，复查肝脏和胰腺CT形态和结构未见异常，化验血清IgG4浓度424mg/dl。为防止复发，美卓乐减量至10mg时维持1年的时间，停药至今一直没有复发。

📋 病例点评

IAC与胆管癌由于影像学改变极其相似很容易误诊，部分IAC患者被手术治疗，部分IAC患者经ERCP被置入支架，给患者造成了不必要的经济负担和医疗风险，另一方面，如果给胆管癌的患者应用激素治疗，延误了最佳手术时机也会影响患者的愈合，提醒广大临床医生，对胆管狭窄的病例应提高警惕，既要想到有胆管癌的可能，也要想到有 IAC 的可能，因此需要常规行胆道相关的影像学检查，包括增强 CT/MRI 和 MRCP，以及肝功能、血清 IgG4、血清相关自身抗体、免疫指标、CA19-9 等肿瘤标志物检测，根据影像学表现，以及实验室检查结果作出正确的诊断。对于疑难病例，可考虑通过超声内镜、胆管内超声，甚至内镜下胆管活检进行鉴别。对于高度疑诊胆管癌的病例，必要时仍可能需要通过手术明确诊断。因为 IAC 对激素治疗敏感，预后比较好，早期诊断及合理的治疗尤为重要，而对于胆红素明显升高的 IAC 患者，ERCP 置入支架可以缩短激素应用的时间，减少激素相关的不良反应，病情缓解后取出支架，也是一种选择。

参考文献

1. 程智玲，王宇明. IgG4 相关性胆管炎的研究进展. 肝脏，2015，20（9）：721-723.

2. 张晓炜，刘唠. IgG4 相关性疾病的研究进展. 标记免疫分析与临床，2016，23（3）：334-338.

3. 张盼盼，赵继志，王木，等. IgG4 相关性疾病 346 例临床特征分析. 中华内科杂志，2017，56（9）：644-649.

4. 易廷庄，汤绍辉. IgG4 相关硬化性胆管炎误诊为肝门部胆管癌 1 例. 右江民族医学院学报，2017，39（1）：63-64.

5. 李燕妮，周璐，赵新，等. IgG4 相关硬化性胆管炎被误诊为原发性硬化性胆管炎一例. 中华消化杂志，2016，36（9）：640-642.

6. 陈超波，伏旭，仇毓东. 误诊为胆管肿瘤的两例 IgG4 相关性胆管炎的诊治分析. 国际外科学杂志，2014，41（1）：32-35.

7. 李安琪，王屹. IgG4 相关性胆管炎 CT 及 MRI 影像学诊断与鉴别诊断. 中华消

笔记

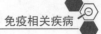
化外科杂志，2015，14（4）：344－348.

8. 沈盛，刘厚宝，锁涛，等．免疫球蛋白 G4 相关性硬化性胆管炎（附七例病例分析）．腹部外科，2015，28（5）：305－310.

9. 程智玲，王宇明．IgG4 相关性胆管炎的研究进展．肝脏，2015，20（9）：721－723.

（黄玉红　整理）

021　IgG4 相关性自身免疫病一例

病历摘要

患者男性，50 岁，以"厌食及消化不良 3 周，周身黄染 1 周"为主诉入院。患者 3 周前无明显诱因出现消化不良伴厌食，无恶心、呕吐，无反酸，于当地医院行胃镜检查示胃角溃疡，病理示胃黏膜呈炎性改变伴肠上皮化生，幽门螺杆菌定值 183，给予雷贝拉唑、头孢、左克、康复新液治疗 2 周后，上述症状缓解。1 周前患者自觉周身皮肤黄染，尿液变黄，考虑不除外药物因素所致，诊断为"药物性肝炎"。予停药后黄染反而加重，为求进一步诊治入我院。病来饮食差，尿液深黄，曾出现酱油色尿，体重无明显减轻。

既往史：10 余年前胃溃疡病史。饮酒史 2 两/日，30 余年。

查体：周身皮肤及巩膜黄染，腹部查体无阳性体征。

辅助检查：肝胆脾彩超：肝囊肿，胆囊壁略增厚，肝内外胆管轻度扩张，胆总管下段显示不清，胰腺回声改变显示胰头约

3. 13cm，胰体约2. 59cm，胰尾约2. 48cm，胰腺增大，胰头部变形，被膜不光滑，回声减低，较均匀，胰管无扩张。胰腺平扫CT＋增强：胰腺弥漫增粗，轮廓模糊，增强扫描强化减弱，CT值74～84HU，胰周、肝门、腹膜后可见多发肿大淋巴结，胆囊略大，胆囊壁不厚，肝内外胆管轻度扩张，于胰头段变窄，肝内多发低密度灶，囊肿可能大（图76）。胆胰管MR水成像（MRCP）：肝内胆管及胆囊管略扩张，胆囊形态饱满，胰管显示清晰，未见扩张，肝脏多发囊肿可能大（图77）。PET/CT示：①胰腺外形弥漫性增大，失去常态，密度弥漫性减低，代谢增高，炎性病变不除外；②胰腺周围、腹膜后淋巴结影，无代谢增高；③肝内多发囊肿可能大，胆总管略扩张；右侧锁骨上、纵隔内、双肺门淋巴结影，代谢增高，炎性病变可能大（图78）。化验：尿胆红素（2＋），尿胆原阴性。血AMS 122U/L，LPS 277U/L。ALT 480U/L，ALP 214U/L，GGT 435U/L，AST 224U/L，TBA 68μmol/L，TBIL 147. 3μmol/L，DBIL 115. 6μmol/L。CA19－9 85.05U/ml。OGTT：葡萄糖测定（0分钟）7. 78mmol/L，葡萄糖测定（120分钟）16. 66mmol/L。血常规未见明显异常。风湿抗体系列阴性。血清蛋白电泳：α_1球蛋白4.3%略高，α_2球蛋白5.8%略低。IgG4 3.063g/L（正常0.039～0.864），IgG2 8.184g/L，均有升高。

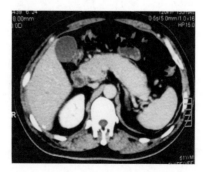

图76　胰腺平扫CT＋增强：胰腺弥漫增粗，轮廓模糊，增强扫描强化减弱。胰周、肝门、腹膜后可见多发肿大淋巴结

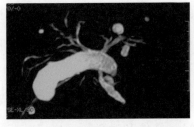

图 77　MRCP：肝内胆管及胆囊管略扩张，胆囊形态饱满，
胰管显示清晰，未见扩张

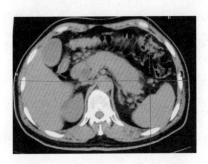

图 78　PET/CT：胰腺外形弥漫性增大，失去常态，密度弥漫性减低，
代谢增高，胰腺周围、腹膜后淋巴结影，无代谢增高

诊断：自身免疫性胰腺炎，急性肝损伤，糖尿病，肝多发囊肿。治疗上予复方二异醋酸二异丙胺、异甘草酸镁保肝，双环醇片降酶，控制血糖，以及激素治疗，30 天后患者黄疸明显消退，肝功恢复正常出院，随访 1 个月患者痊愈。

病例分析

自身免疫性胰腺炎是一种慢性胰腺炎，实验室检查、组织学检查、临床表现均显示与自身免疫有关。此病的特点为高球蛋白，IgG4 升高，抗碳酸酐酶抗体和抗乳铁蛋白抗体的存在，弥漫性肿大的胰腺、显著的淋巴细胞浸润伴随纤维化，临床表现多样，经典的腹部 CT 表现为胰腺弥漫性肿大呈腊肠样，密度均匀，轻微强化，周边低密度囊状缘，对激素治疗敏感。最近的研究显示，自身免疫性胰腺炎有2种类型：1型（与IgG4相关型，淋巴浆细胞硬化性胰腺炎）和2型（与粒细胞性上皮损伤有关，特发性导管中心性慢性胰腺炎）。与2型自身免疫性胰腺炎相比，1型自身免疫性胰腺炎的临床病理特点包括血清IgG4/IgE增高、IgG4阳性浆细胞和淋巴细胞大量浸润、有自身抗体和对激素反应良好。这些特点提示本病有异常免疫反应，如过敏或自身免疫。而且，1型自身免疫性胰腺炎常有胰腺外损伤，如硬化性胆管炎、硬化性涎腺炎或腹膜后纤维化，它们的病理特点均类似于胰腺病变。最近国际上提出了自身免疫性胰腺炎的新概念，其中，"IgG4相关性自身免疫病"反映了与IgG4相关的自身免疫性胰腺炎和胰腺外损伤情况，逐渐被大家认同。自身免疫性胰腺炎的发病机制迄今尚未十分清楚，其疾病过程与自身免疫相关。可合并多种免疫性疾病。但是，其合并的其他免疫性疾病也可能是区别于该病的独立疾病。可伴有高γ球蛋白血症、IgG升高，抗核抗体、抗线粒体抗体等自身抗体阳性。外周血及胰腺组织中均可发现HLA-DR激活的CD4$^+$T细胞及CD8$^+$T细胞表达增多，CD3$^+$T细胞主要浸润胰管，HLA-DR抗原在胰腺CD4$^+$T细胞上均有表达，提示炎症反应中有自身免疫机制参与。患者临床表现多样，既可急性起病，也可缓慢起病，可以表现为胰腺病变，也可以胰腺外器官病变为主要表现。其最常见的症状为黄疸，其次是腹痛，年轻患者也可以表现为急性胰腺炎。血清IgG（尤其是IgG4）水平升高是自身免疫性胰腺炎的特征性表现。CT典型表现为胰腺实质弥散性增大，呈腊肠样改变，延迟期可见有光圈样的包膜；小叶结构消失，胰周脂肪线变细，有时可见局部淋巴结肿大、胰头部肿块等。激素治疗对本病有效，小剂量的维持治疗可以减少但不能完全阻止复发。对有黄疸者尤其伴有细菌感染者，可行经皮肝脏或内镜下胆管引流。糖皮质激素治疗无效者可考虑予免

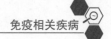

疫抑制剂，但疗效尚未有明确报道。

病例点评

1. 本例患者黄疸前有用药史，肝功异常，故诊为药物性肝炎，随着影像学资料的完善及 IgG4 检测，诊断为自身免疫性胰腺炎。

2. 当患者有黄疸时不应仅考虑到药物因素，B 超、CT 提示胰腺有病变时，应考虑本病。

3. IgG4 的检测对诊断很有帮助，但由于医院资源所限，常常延误该病的诊断。

参考文献

1. Umehara H, Okazaki K, Masaki Y, et al. Comprehensive diagnostic criteria for IgG4 – related disease（IgG4 – RD）. Mod Rheumatol, 2012, 22：21 – 30.

2. Chintanaboina J, Yang Z, Mathew A. Autoimmune Pancreatitis：A Diagnostic Challenge for the Clinician. South Med J, 2015, 108（9）：579 – 589.

（谢　莹　整理）

022　自身免疫性胰腺炎一例

病历摘要

患者男性，52 岁，以"皮肤巩膜黄染 5 个月"为主诉，于 2011 年 5 月 22 日入院。

患者于 2010 年 12 月中旬无诱因出现皮肤巩膜黄染，伴厌食、腹胀、腹泻（5～6 次/天，无脓血便），大便颜色变浅，无发热及腹痛，无皮肤瘙痒，近期体重无明显下降。当时于我院肝胆外科住院查体除周身皮肤及巩膜黄染外，无明显阳性体征。化验肝功示谷丙转氨酶（ALT）658U/L，谷草转氨酶（AST）266U/L，总胆红素（TBIL）223μmol/L，直接胆红素（DBIL）151μmol/L，谷氨酰转肽酶（GGT）756U/L，碱性磷酸酶（ALP）302U/L，免疫球蛋白正常，γ-球蛋白略升高，抗线粒体抗体（AMA）1:40 阳性，风湿抗体系列阴性，血常规及血淀粉酶正常，CA19-9 82.73U/ml（正常 0～27 U/ml），多次检查血糖均明显高于正常，明确诊断为糖尿病并应用胰岛素治疗。胰腺增强 CT 示胰腺弥漫性肿大呈"腊肠样"，胰头增大明显，胰腺密度均匀，强化扫描密度均匀，胰周可见低密度包膜样改变，胰体后方脾静脉可见局限性狭窄。肝内外胆管扩张，胆总管近胰头处管腔截断，提示自身免疫性胰腺炎不除外（图 79）。MRCP 示胆道低位梗阻，梗阻部位位于胰头部，壶腹部肿瘤待除外（图 80）。同时行 ERCP 检查提示：胆总管胰腺段狭窄，胆管癌不除外（图 81），细胞刷检病理示多团异型增生细胞，考虑为瘤细胞；免疫组化结果支持瘤细胞。为进一步明确诊断，于某儿童研究所查 IgG4 为 3.915（正常 0.01～2.91），支持自身免疫性胰腺炎。尽管当时不能完全排除胰腺恶性肿瘤，但患者拒绝手术探查，考虑患者黄疸较重，于 2011 年 1 月末再行 ERCP 胆管支架置入术，并行试验性的糖皮质激素治疗（甲强龙 120mg/d，冲击 3天，继续口服泼尼松 40mg/d，2 周后每周减 5mg/d，减至 10mg/d时维持治疗），半个月后患者无明显临床症状，查肝功酶学及胆红素正常，CT 提示无胆道梗阻表现，胰腺肿大较前无变化（图 82）。此次为行 ERCP 胆管支架取出术入院。

笔记

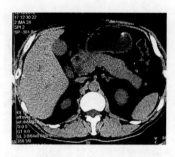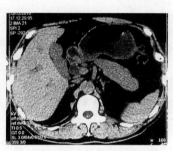

图 79 胰腺 CT：胰腺弥漫性肿大呈"腊肠样"，胰头增大明显，胰腺密度均匀，强化扫描密度均匀，胰周可见低密度包膜样改变，胆道低位梗阻，梗阻部位位于胰头

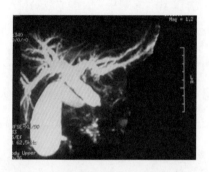

图 80 MRCP 示胆道低位梗阻，梗阻部位位于胰头部，壶腹部肿瘤待除外

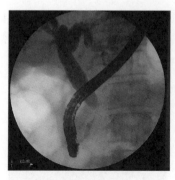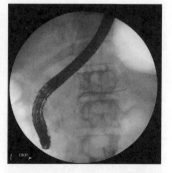

图 81 ERCP 示：胰管基本正常。胆总管末端未见异常，胆总管胰腺段呈细线样狭窄，长约 1cm，近端胆管扩张，直径约 1.5cm

既往史：患者发病前无肝胆及胰腺病史，无长期饮酒及服药史，无糖尿病史，无自身免疫性疾病。

体格检查：无阳性体征。

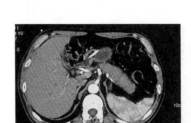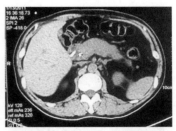

图 82　ERCP 留置鼻胆管术后 CT：胰腺弥漫性肿大呈"腊肠样"，胰头
增大明显，胰腺密度均匀，强化扫描密度均匀，胰周可见低密度包膜
样改变，ERCP 术后胆道梗阻解除，但胰腺形态与术前无变化

辅助检查：肝功正常，CA19－9 正常，AMA 1：40 阳性，γ－球蛋白正常，免疫球蛋白正常，IgG4 高于正常。胰腺增强 CT 示胰腺头部略饱满，胰体尾部未见异常。患者胆管支架取出后停用泼尼松，继续口服优思弗（熊去氧胆酸 0.25g，3 次/天）。随访 2 个月，患者肝功正常，胰腺磁共振动态增强示胰腺体积较前明显缩小，呈弥漫性稍长 T2 信号，实质期及延迟期持续强化，考虑为慢性胰腺炎后遗改变；MRCP 未见明显异常（图 83）。随访 5 年，患者肝功正常，CA19－9 正常，血糖经饮食控制，而不必应用胰岛素可保持在正常范围。但血 IgG4 仍高于正常 1～2 倍，建议长期口服优思弗治疗，直至血 IgG4 正常。

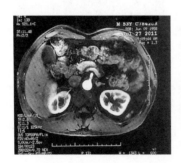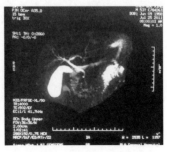

图 83　胰腺磁共振动态增强示胰腺体积与半年前比较明显缩小，
胰腺为慢性胰腺炎后遗改变。MRCP 未见明显异常。

笔记

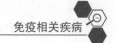

病例分析

自身免疫性胰腺炎（AIP）是在 2001 年修订的慢性胰腺炎危险因素分类系统中，作为独立分型存在。AIP 是一种由自身免疫介导的、以血清 γ - 球蛋白升高、淋巴细胞和浆细胞浸润导致胰腺肿大为特征的慢性胰腺炎，其临床症状较轻，多见于中老年男性，多表现为梗阻性黄疸和腹痛，可同时伴发其他免疫性疾病。Kamisawa 等发现年轻人以腹痛及血淀粉酶升高为主，而中老年人以黄疸多见。当胰腺 B 细胞被 T 细胞及巨噬细胞分泌的细胞因子所抑制时可合并糖尿病，50% 的 AIP 患者伴发糖尿病，以 2 型糖尿病为主（93%）。AIP 分为弥漫型和局限型，Horiuchi 等认为这只是 AIP 不同阶段的表现，前者由后者发展而来，而后者更易被误诊为胰腺癌而行外科手术。临床检测血清 CA19 - 9 主要用于与胰腺癌的鉴别，研究显示 CA19 - 9 > 100U/ml 时，AIP 的可能性只有 18%，而胰腺癌的可能性高达 80%。Kamisawa 和 Okamoto 提出 IgG4 升高及其阳性浆细胞在多器官的浸润是 AIP 的特征，从而提出"IgG4 相关性硬化性疾病"的新术语。由于 AIP 在我国尚未引起足够重视，且具体机制未明，国内目前常规检测 IgG 亚类的医院很少。对 AIP 的疑似病例进行病理学检查的目的是为了排除其他疾病如癌症，而不是为诊断 AIP 提供确诊证据。对典型病例的诊断有时不需要病理学证据。

本例患者为中年男性，临床特点为短期内出现无痛性梗阻性黄疸，MPCP、ERCP 均提示胰腺或胆管恶性肿瘤可能性大，且胆汁中及胆管刷检均查到瘤细胞，免疫组化结果亦支持瘤细胞，血清 CA19 - 9 增高 3 倍，考虑恶性肿瘤可能性大。但患者无贫血、消瘦，一般状态极好，且胰腺增强 CT 示胰腺弥漫性肿大呈"腊肠样"，胰头增大明显，胰腺密度均匀，强化扫描密度均匀，胰腺周围可见低密度包膜样改变，胰体后方脾静脉可见局限性狭窄。血清 IgG4 高于正常，考虑自身免疫性胰腺炎不除外。目前国际上对 AIP 尚无统一的诊断标准，根据修正的日本胰腺学会和 Kim 等的诊断标准，强调影像学的重要性，即（1）影像学：胰腺弥漫性或局灶性肿大，主胰管弥漫性或节段性不规则狭窄。（2）血清学：丙种球蛋白、IgG 或 IgG4 升高，或自身抗体阳性。（3）胰腺小叶间有明显的纤维化，导管周围有大量淋巴浆细胞浸润。（4）试验性治疗：皮质类固醇治疗有效。第一条加上其他三条中的任一条，即可诊断为 AIP。诊断 AIP 必须排除胰腺恶性肿瘤。因患者拒绝手术探查而试用糖皮质激素治疗，并配合口服优思弗，经 1 年半的随访胰腺形态基本恢复正常，肝功及 CA19－9 正常，从而进一步证明 AIP 诊断正确，而之前胆管刷检查到的"瘤细胞"可能为长期炎症导致的异型增生细胞。提示在诊断胰腺癌之前，对有梗阻性黄疸表现的中老年男性患者，一定全面分析病情有无 AIP 的可能，以避免不必要的手术。我们还发现患者发病后血糖明显升高，且应用糖皮质激素治疗，血糖不升反降，考虑与激素治疗后胰腺形态及功能恢复有关。本病有反复发作的特点，经治疗后 IgG4 水平不能恢复正常则复发可能性大。本例患者经多次检测血清 IgG4 均未恢复正常，目前应用优思弗维持治疗。Tsubakio 等报道熊去氧胆酸能较好地治疗 AIP，使其并发的糖尿病、肝功能损伤明显改善，胰腺体积缩小，有望成为替代激素的治疗药物，从而避免长期激素治疗带来的不良反应。但其治疗机制尚不清楚，临床应用价值需要进一步研究。

笔记

病例点评

1. 中老年男性出现无痛性梗阻性黄疸，伴胰腺弥漫性肿大及CA19-9升高，临床上通常首先考虑胰腺癌、胆管癌及壶腹周围癌等，近年来随着我们对 AIP 认识的提高，临床检查和检验的进一步完善，如 IgG4 检验的开展，对"IgG4 相关性硬化性疾病"的明确诊断提供了很大的帮助。因此我们对这类患者要进行全面的检查和对病情认真的分析，以免开腹探查后才明确诊断。

2. 局限型的 AIP 很容易误诊为胰腺癌，可行超声内镜引导下细针穿刺，必要时开腹探查以明确诊断。

3. 对于胰腺弥漫性肿大，高度考虑 AIP 的患者，若激素试验性治疗效果欠佳，一定密切随访，必要时开腹探查，我们曾经看到过这样的患者，最终开腹探查明确诊断为胰腺癌。

4. 对明确诊断为 AIP，激素疗效好的患者，定期随访，监测IgG4，防止复发。

（林　红　整理）

023 自身免疫性胰腺炎一例

病历摘要

患者男性，70 岁，2011 年 4 月 8 日以"上腹不适两个半月，进行性皮肤巩膜黄染伴尿色加深 10 天"为主诉入院。入院时查体皮肤巩膜黄染。实验室检查肝功 ALT 112U/L，GGT 429U/L，TBIL 271.5μmol/L，DBIL 221.8μmol/L，余血淀粉酶、血常规、CTD Ⅲ等均未见明显异常。肝胆脾 3D－CT＋增强提示：胰腺弥漫肿大，呈"腊肠样"改变（图84）；胆总管胰腺段狭窄，狭窄段近端胆管扩张，主胰管胰头段狭窄（图85）。考虑诊断梗阻性黄疸，自身免疫性胰腺炎可能性大；ERCP 术中留取胆汁查瘤细胞及胆管狭窄段刷检查瘤细胞阴性，予留置塑料支架及保肝等对症治疗好转后出院。

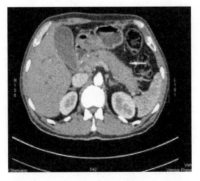

图 84　肝胆脾 3D－CT＋增强提示：胰腺弥漫肿大，
呈"腊肠样"改变

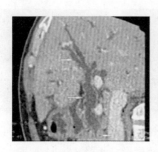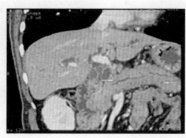

图85　胆总管胰腺段狭窄，狭窄段近端胆管扩张，主胰管胰头段狭窄

2011 年 6 月 28 日（首次住院两个半月后）患者因皮肤巩膜黄染再次住院行 ERCP，术中见支架开口堵塞，造影示胆总管胰腺段呈细线样狭窄，边缘光滑，长约 1.8cm，肝内胆管狭窄，部分胆管呈串珠样，予塑料支架更换术及对症治疗好转。怀疑诊断自身免疫性胰腺炎，但尚未开展血清 IgG4 检测，在我院建议下患者就诊于北京某医院查血 IgG4 3.832g/L，诊断"自身免疫性胰腺炎"，加用美卓乐 32mg，日一次口服，并每周减量 4mg，至 8mg 日一次口服后维持治疗。期间患者症状明显好转，激素治疗 4 个月后复查肝功基本恢复正常。

2012 年 11 月 21 日（首次住院 19 个月后）以"尿黄及白陶土样便 4 天，发热 10 小时"为主诉入院，查血常规 WBC 20.79×10^9/L，N% 88.9%；肝功 ALT 332U/L，GGT 1857U/L，TBIL 57.8μmol/L，DBIL 40.2μmol/L。复查腹部 CT 提示：胰腺形态饱满，胰头增大轮廓欠清胰腺内可见多发囊状低密度影，无强化（图86）。鼻胆管造影提示：胆总管胰腺段相对狭窄，边缘光滑（图87）。对症治疗好转后于 2012 年 11 月 29 日出院。出院 10 天后美卓乐由 8mg 减量至 6mg，至 2013 年 1 月 10 日患者自行加量至 8mg。

2013 年 1 月 17 日（首次住院 21 个月后）因皮肤巩膜黄染伴间断腹痛第五次入院，查血 IgG4 5.39g/L，肝功 ALT 264U/L，GGT 1169U/L，TBIL 43.7μmom/L，DBIL 31.1μmol/L。CA19 – 9

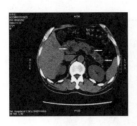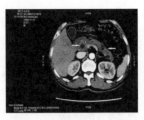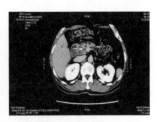

图86　腹部 CT 提示：胰腺形态饱满，胰头增大轮廓欠清
胰腺内可见多发囊状低密度影，无强化

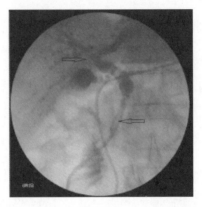

图87　鼻胆管造影提示：胆总管胰腺段相对狭窄，边缘光滑

335.30U/ml。考虑 CA19 - 9、IgG4 升高可能与激素减量复发有关，予甲强龙 120mg，日一次静点，3 天后改为美卓乐 32mg，日一次口服，治疗 1 周后复查肝功 ALT 78U/L，AST 23U/L，GGT 1151U/L，TBIL 16.2μmol/L，DBIL 13.3μmol/L。血清 IgG4 水平 5.03g/L。CA19 - 9 186.60U/ml。症状好转后出院。出院后激素每 2 周减量 4mg，至 12mg 日一次口服。4 周后减至 8mg，日一次口服，维持治疗中。

病例分析

1961 年 Sarles 等首次报道了 1 例伴 γ - 球蛋白升高的慢性胰腺炎，并推测可能与自身免疫有关，至 1995 年由 Yoshida 等正式命名为自身免疫性胰腺炎（autoimmune pancreatitis，AIP）。AIP 是一种以自身免疫炎症过程为特征的慢性胰腺炎，发病率较低，但近年我国报道逐渐增加，中国人民解放军总医院 510 例慢性胰腺炎中 AIP 为 25 例，占 4.9%。AIP 分为两型：1 型：淋巴浆细胞硬化性胰腺炎（lymphoplasmacytic sclerosing pancreatitis, LPSP），血清 IgG4 升高；2 型：特发性导管中心性慢性胰腺炎，伴粒细胞上皮损伤，血清 IgG4 阴性。我国 1 型常见。AIP 发病机制目前尚不明确，普遍认为自身免疫损伤为发病基础，有研究报道显示 60% AIP 患者常合并如干燥综合征等其他自身免疫性疾病，47.83% AIP 患者合并免疫球蛋白 IgG 升高。

AIP 以中老年男性多见，起病隐匿，临床表现多样性，常表现为梗阻性黄疸、体重减轻、腹部不适，易可合并发热、糖尿病等症状。1 型可累及胰外器官，如肝、肾，有研究表明，40% 的 AIP 可导致患者肺部受累。2 型很少累及胰外器官或组织，但较易伴发炎症性肠病。

血清学检测中常有肝功能异常、胆红素升高、CA19 - 9 升高、免疫球蛋白升高等，其中 IgG4 水平升高意义最大，是 AIP 特征性表现，文献报道 IgG4 诊断 AIP 的灵敏度和特异度分别为 95% 和 97%。AIP 临床上与胰腺癌很难鉴别，更好的鉴别胰腺癌与 AIP 对患者治疗及预后起到至关重要的作用。近年来随着对 AIP 的认识升高，可通过以下几点与胰腺癌鉴别：（1）血清 IgG4 升高是 AIP 患者的特征性表现。（2）弥漫性 AIP 患者 CT 的典型征象为胰腺弥漫性增大，呈"腊肠样"；局灶性 AIP 典型征象为低密度肿块在动态增强后出现延迟、均质强化。（3）AIP 多可合并胰外器官受累，通过 PET/CT 可观察胰腺外器官代谢情况从而与胰腺癌鉴别。（4）MRCP 可以更直观显示主胰管弥漫性狭窄或节段性狭窄，胰腺段胆总管狭窄，近端胆管扩张及胆囊增大等情况。（5）通过计算十

笔记

二指肠乳头 IgG4 阳性浆细胞与 IgG 阳性浆细胞比值对于区分胰腺癌有所帮助。（6）病理仍是诊断金标准。1 型特征表现为胰管周围淋巴细胞及浆细胞浸润，镜下表现为间质出现席纹样纤维化，静脉存在闭塞性静脉炎，及大量 IgG4 阳性浆细胞浸润；2 型胰管周围可见大量中性粒细胞浸润，而席纹样纤维化和闭塞性静脉炎少见。

根据 2016 年国际自身免疫性胰腺炎共识意见，治疗首选糖皮质激素，诱导缓解的最小剂量强烈推荐泼尼松 0.6～1.0mg/（kg·d）口服维持 12 周，诱导缓解或病情改善后，亚洲普遍采用每 1～2 周减 5～10mg 至每日剂量为 20mg 时，再每 2 周减 5mg。国际胰腺病协会与国内指南相比，仅在激素诱导疗程上存在微小差异，国内指南建议疗程为 6～12 个月。对于复发性 AIP，日本指南建议以等于或大于初药量开始诱导，且减量速度应更为缓慢。多数患者可在治疗 2～3 周后起效，90% 以上可得到临床缓解，1 型较 2 型效果好，但 1 型更易复发。如果 AIP 对于药物不敏感，可能需要外科手术干预。如合并梗阻性黄疸，患者高龄及耐受性差的患者可考虑 ERCP 塑料支架置入术缓解临床症状，待激素起效胆管狭窄消失后取出支架，并随访。

病例点评

通过该病例，我们可以学习到 AIP 是个慢性疾病，部分患者对激素治疗有效，病情可能反复，常发生于激素减量期或维持治疗期，再次激素治疗仍然有效；另内镜下支架治疗会减少激素用药时间和剂量，可以作为一种选择，但不是常规治疗。

参考文献

1. 秦静，惠起源，党永林．自身免疫性胰腺炎的诊治进展．胃肠病学和肝病学杂志，2017，7（7）：732－735．

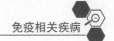
2. Wu L, Li W, Huang X, et al. Clinical features and comprehensive diagnosis of autoimmune pancreatitis in China. Digestion, 2013, 88（2）：128 – 134.

3. Shimosegawa T, Chari ST, Frulloni L, et al. Internation consensus diagnostic criteria for autoimmune pancreatitis：guidelines of the international association of pancreatology. Pancreas, 2011, 40（3）：352 – 358.

4. Takuma K, Kamisawa T, Igarashi Y. Autoimmune pancreatitis and IgG4 – relateted sclerosing cholangitis. Curr Opin Rheumatol, 2011, 23（1）：80 – 87.

5. 徐晓蓉，马荣. 自身免疫性胰腺炎 41 例临床及实验室指标分析. 淮海医药, 2015, 33（6）：529 – 531.

6. Ogoshi T, Kido T, Yatera K. Incidence and outcome of lung in volvement in IgG4 – related autoimmune pancreatitis. Respirology, 2015, 20（7）：1142 – 1144.

7. Carbognin G, Girardi V, Biasiutti C, et al. Autoimmune pancreatitis：imaging findings on contrast – enhanced Mr, MRCP and dynamic secretin – enhanced MRCP. Radiol Med, 2009, 114（8）：1214 – 1231

8. 郑晓丹，陈光勇，石晓燕，等. 自身免疫性胰腺炎 3 例临床病理分析并文献复习. 临床和实验医学杂志, 2015, 14（11）：955 – 959.

（李 丹 李异玲 整理）

024. 多发性肌炎误诊为肝硬化一例

病历摘要

患者男性，74 岁，职员。以"乏力、食欲不振伴双下肢浮肿 6 个月，加重 7 天"为主诉入院。入院 6 个月前患者无明显诱因出现

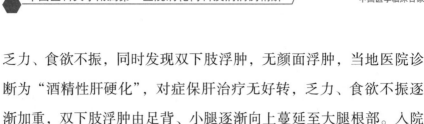

乏力、食欲不振，同时发现双下肢浮肿，无颜面浮肿，当地医院诊断为"酒精性肝硬化"，对症保肝治疗无好转，乏力、食欲不振逐渐加重，双下肢浮肿由足背、小腿逐渐向上蔓延至大腿根部。入院半个月前患者着凉后出现发热，体温最高达39℃，无寒战及发冷，偶有咳嗽、无痰，于当地医院予青霉素类抗菌药物治疗12天后体温降至正常。入院1周前患者乏力、食欲不振症状明显加重，双下肢浮肿加重致膝关节弯曲受限，不能行走，为求系统诊治收入病房。病来患者精神状态尚可，无恶心、呕吐，不厌油腻，无反酸、嗳气，无腹痛、腹胀，无心慌、气短，无胸痛、胸闷，无头晕、头痛，无尿频、尿急、尿痛，尿量不少，大便正常，体重下降近10公斤。

既往史： 30年前因胃溃疡行胃大部切除术，有输血史。5年前患缺铁性贫血，口服药物治疗后好转。否认高血压、冠心病、糖尿病病史，否认肝炎、结核病史。

个人史： 饮酒4两/日，30年，已戒半年。吸烟20支/日，30年，已戒1个月。

查体： T 36.3 ℃，P 85 次/分，R 16 次/分，BP 117/50mmHg，神志清楚，问答合理，查体合作，睑结膜略苍白，巩膜无黄染，口唇无发绀，浅表淋巴结未触及，双肺听诊呼吸音粗，右肺底及左肺中下野可闻及水泡音，心脏查体未见明显异常，腹平软，无压痛，肝肋下未触及，脾肋下2cm，未触及包块，Murphy 征阴性，肝区叩痛（-），移动性浊音（+），双下肢浮肿（+）（图88）。

辅助检查： 血常规：WBC 10.6×10^9（↑），NE% 96%（↑），HGB 89g/L（↓），PLT 105×10^9。肝功：ALT 80U/L（↑），ALP 159U/L（↑），ALB 16.8g/L（↓），AST 221U/L（↑），TBIL 21.7μmol/L。肾功：Cr 40μmol/L。离子：Na^+ 122.7mmol/L（↓），Cl^- 90.3mmol/L

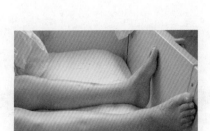

图88　双下肢浮肿明显，指压后出现较深的凹陷，平复缓慢

（↓），K^+ 3.5mmol/L。凝血：PT 13.9s，PTR 89%。尿常规：PRO
1 +，BLD 2 +，JJRBC 9.2/HPF。尿微量蛋白五项：$β_2$ 微球蛋白
29mg/L（↑），$α_1$ 微球蛋白 43.8mg/L（↑），尿 IgG 22.3mg/L（↑）。
24 小时尿蛋白定量 23.5mg/dL（↑）。血脂：TG 1.8mmol/L（↑），
HDL – C 0.33mmol/L（↓）。肿瘤标志物：CEA 5.23ng/ml（↑），
CA12 – 5 50.71U/ml（↑），AFP 1.59U/ml（→），CA15 – 3 36.87U/ml
（↑），CA19 – 9 185.6U/ml（↑）。风湿三项：CRP 86mg/L（↑），
RF < 20IU/ml（→），ASO 38.5IU/ml（→）。血清蛋白电泳：γ 球蛋
白 38%（↑），$α_1$ 7.1%（↑），$α_2$11.4%（↑）。免疫球蛋白：IgG
17.9g/L（↑），IgA 4.35g/L（↑）。风湿抗体：ANA 1：40（＋），J0
–1（＋）。AMA、SMA、SSA、SSB、PANCA：（－）。病毒性肝炎抗
体（－）。甲功：T3 < 1.54pmol/L（↓），T4 7.86pmmol/L（↓），
TSH 4.2138mIU/L（→）。血沉 25.5mmH_2O（↑）。心肌酶：CK
1042U/L（↑），LDH 967U/L（↑）。心肌同工酶：LDH2 37.1%
（↑）。血培养：人葡萄球菌，环丙沙星、万古霉素敏感。

检查：肝胆脾增强 CT：脾大、腹腔积液（图89）。肺 CT：双
侧胸腔积液，心包积液。间质性肺水肿可能大。双侧胸膜增厚、钙
化（图90）。肌电图：①左股四头肌、右三角肌未见神经源性及肌
源性损伤。②右正中神经、右尺神经运动神经传导速度减慢，诱发

电位波幅降低。③右正中神经、右尺神经、右腓肠神经感觉神经传导速度减慢，诱发电位波幅降低。

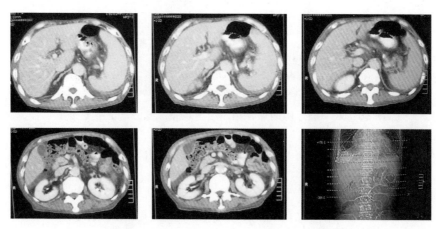

图 89　肝胆脾增强 CT：脾大、腹腔积液（肝形态大小正常，表面光滑，各叶比例正常，未见异常密度影）

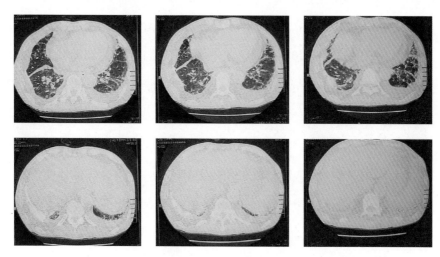

图 90　肺 CT：双侧胸腔积液，心包积液。间质性肺水肿可能大。双侧胸膜增厚、钙化

诊断：多发性肌炎，酒精性肝病，间质性肺病，肺内感染，败血症。

治疗方案：激素抗炎、环丙沙星抗感染。对症保肝、利尿、营养支持。出院一个月随访 ANA、JO－1 抗体转阴。

病例分析

多发性肌炎（polymyositis，PM）是以四肢近端肌肉受累为主要表现的获得性肌肉疾病，它和皮肌炎（Dermatomyositis，DM）、包涵体肌炎（inclusion body myositis，sIBM）、非特异性肌炎（nonspecipic myositis，NSM）和免疫介导坏死性肌病（immune - mediated necrotizing myopathies，IMNM）同属特发性炎性肌病（idiopathic inflammatory myopathies，IIM）。欧美报道 IIM 的年发病率约为1/10 万（依据 Bohan 和 Peter 标准），其中 PM 最为少见，但日本的报道则以 PM 最为多见，我国各类 IIM 发病率不详，但其中 PM 并非最少。PM 的病因和发病机制目前尚不清楚，根据其特征性的病理改变，即 CD8$^+$T 细胞攻击表达主要组织相容性复合物 - Ⅰ（MHC - Ⅰ）的肌纤维，说明其为 T 细胞介导的免疫异常性肌病。PM 多见于18 岁以上的成人，儿童罕见，女性多于男性。疾病呈亚急性或隐匿起病，在数周或数月内进展。最常受累的肌群为颈屈肌及四肢近端肌，表现为平卧位抬头费力、举臂及抬腿困难，远端肌无力相对少见。严重的可累及延髓肌群和呼吸肌，出现吞咽、构音障碍及呼吸困难。PM 很少累及面肌，通常不累及眼外肌。约30% 的患者有肌肉疼痛。PM 除骨骼肌受累外，尚可有疲乏、发热和体重下降等全身症状；有关节痛和（或）关节炎等关节表现；有间质性肺炎、胸膜炎等肺部表现；有心律失常、心肌炎等心脏表现；还可有消化道受累和肾脏受累等表现，以及周围血管受累的雷诺现象等。PM 还可以伴发于其他自身免疫病，如系统性硬化症、系统性红斑狼疮等，称为重叠性肌炎（OM），少数伴肿瘤的称为肿瘤相关性肌炎（CAM）。

1975 年 Bohan 和 Peter 将 PM/DM 分为五类：①原发性多肌炎

笔记

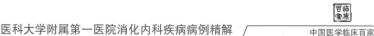

（PM）；②原发性皮肌炎（DM）；③PM/DM 合并肿瘤；④儿童 PM 或 DM；⑤PM 或 DM 伴发其他结缔组织病（重叠综合征）。诊断标准如下：①对称性近端肌无力，伴或不伴吞咽困难和呼吸肌无力；②血清肌酶升高，特别是 CK 升高；③肌电图异常；④肌活检异常；⑤特征性的皮肤损伤。具备上述①②③④者可确诊 PM。具备上述①~④项中的 3 项可能为 PM。只具备 2 项为疑诊 PM。具备第 5 条，再加 3 项或 4 项可确诊为 DM。第 5 条加上 2 项可能为 DM。第 5 条加上 1 项为可疑 DM。此标准简单、操作性强且敏感度高，但特异度不够，会把 IBM 和部分肌营养不良纳入。

欧洲神经肌肉疾病中心（ENMC）在 2004 年提出的 IIM 分类诊断标准是目前较为公认的，但肌炎特异性抗体（myositis specific antibodies，MSAs）及部分病理染色并未在全国广泛开展。目前我国 PM 诊治共识建议的 PM 诊断要点为：①起病年龄大于 18 岁；亚急性或隐匿起病，数周至数月内进展；临床主要表现为对称的肢体无力和颈肌无力，近端重于远端，颈屈肌重于颈伸肌；②血清肌酸激酶升高；③肌电图提示活动性肌源性损伤；④肌肉病理提示肌源性损伤，肌内膜多发散在和（或）灶性分布的、以淋巴细胞为主的炎性细胞浸润,炎性细胞大部分为 T 淋巴细胞,肌纤维膜有 MHC - Ⅰ异常表达，CD8$^+$T 细胞围绕在形态正常的表达 MHC - Ⅰ的肌纤维周围，或侵入和破坏肌纤维；⑤无皮肌炎的皮疹；无相关药物及毒物接触史；无甲状腺功能异常等内分泌病史；无肌营养不良等家族史；⑥肌肉病理除外常见类型的代谢性肌病和肌营养不良等非炎性肌病。

鉴别诊断：①皮肌炎；②sIBM；③IMNM；④脂质沉积性肌病（lipid storage myopathy，LSM）；⑤肢带型肌营养不良（limb girdle muscular dystrophy，LGMD）；⑥类固醇肌病；⑦药物性肌病；⑧横

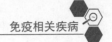

纹肌溶解症；⑨内分泌肌病；⑩风湿性多肌痛等。

治疗方案：尽早应用肾上腺皮质激素或免疫抑制剂，对症和支持治疗，防治各种感染，血浆置换疗法，大剂量丙种球蛋白治疗，顽固、重症者全身放疗，合并恶性肿瘤者，切除肿瘤后肌炎症状可自然缓解。

1. 一般治疗：急性期卧床休息，并适当进行肢体被动运动，以防肌肉萎缩，症状控制后适当锻炼，给以高热量，高蛋白饮食，避免感染。

2. 药物治疗：糖皮质激素仍然是治疗 PM 的首选药物，但用法尚不统一，常用方法为：初始泼尼松 $1.0 \sim 1.5 mg/(kg \cdot d)$，晨起顿服，维持 $4 \sim 8$ 周左右开始递减，减量速度通常是高剂量时每 $1 \sim 2$ 周减 5mg，至 $30 \sim 40 mg/d$ 以下时，每 $1 \sim 2$ 个月减 $2.5 \sim 5.0 mg$，根据情况调整减药速度，可减停或小剂量维持。临床缓解并稳定、肌酸激酶基本正常、肌电图无自发电活动时可以考虑停药。激素疗程一般在 $2 \sim 3$ 年甚至更长。对于症状严重的患者，如出现吞咽困难、呼吸困难或同时合并其他脏器受累，如间质性肺炎等，可在口服之前进行甲泼尼龙冲击治疗，剂量为 $1000 mg/d$，静脉滴注，每 $3 \sim 5$ 天减为对半剂量，至相当于泼尼松的初始口服剂量时改为口服同前。

对于糖皮质激素不敏感、耐受差及部分起病即较为严重的患者，可加用或换用免疫抑制剂。最为常用的免疫抑制剂为硫唑嘌呤和甲氨蝶呤，前者起效慢于后者，分别为 3 个月和 1 个月左右。硫唑嘌呤的初始剂量是 $50 mg/d$，1 周后可加至 $2 mg/(kg \cdot d)$ 维持，需密切监测患者的血常规和肝功能，特别是用药第 1 个月，建议 1 周检查 1 次。甲氨蝶呤的初始剂量是 $7.5 mg/$周，可每周增加 $2.5 mg$，一般维持在 $10 \sim 20 mg/$周，同时补充叶酸。由于甲氨蝶呤存在潜在的肺部损伤危险，一般不用于伴发间质性肺炎的患者。其他免疫抑制剂尚有环磷酰胺、环孢素 A、他克莫司和吗替麦考酚酯等。环磷酰胺多建议用于伴间质性肺炎的 PM，一般使用方法为每月 1 次静脉滴注，剂量为 $0.8 \sim 1.0 g/m^2$ 体表面积，连续 6 个月。

预后：PM 临床少见，因此缺乏较大规模的随机对照研究。早期诊断，合理治疗，多数可获得满意的长时间缓解。成人患者可死于严重的进行性肌无力，吞咽困难，营养不良，以及吸入性肺炎或反复肺部感染所致的呼吸衰竭。儿童患者通常死于肠道血管炎和感染。并发心、肺病变者，病情往往严重，且治疗效果差，合并恶性肿瘤的患者，预后取决于恶性肿瘤的预后。

🏥 病例点评

患者以肝硬化收入病房，经保肝治疗疗效差。分析患者病情，肝功能 Child – Pμgh 分级 B 级，但双下肢浮肿严重，甚至不能行走，压痛明显；肝功异常，伴有心肌酶明显异常（CK 1042U/L，LDH 967U/L）；CRP 升高（86mg/L），免疫指标异常，IgG 17.9g/L，γ 球蛋白 38%，自身抗体阳性（ANA、JO – 1）；肌电图异常；肺 CT 提示双肺间质性改变，复查肝增强 CT 肝脏未见明显硬化表现。结合以上化验、检查结果诊断为多发性肌炎。经糖皮质激素抗炎、环丙沙星抗感染治疗后症状明显好转。该患者肝、肺、肌肉、心、肾等多器官功能受累，消化系统、循环系统、呼吸系统、运动系统、神经系统、免疫系统等多系统出现异常，经综合分析找到原发病因后治疗更有针对性。询问病史时应更仔细，避免遗漏重要诊断线索。按初步诊断治疗效果不佳时应及时调整思考角度，完善诊断和治疗方案。

参考文献

1. Milisenda J C, Selva – O'Callaghan A, Grau J M. The diagnosis and classification of polymyositis. J Autoimmun, 2014, 48 – 49：118 – 121.

2. 中国多发性肌炎诊治共识. 中华神经科杂志，2015，48（11）：946 – 949.

（金　星　黄玉红　整理）

025 自身免疫性胰腺炎合并 IgG4 相关硬化性胆管炎一例

病历摘要

患者男性，51 岁。以"发现皮肤、巩膜黄染 1 年，加重伴腹痛 1 周"为主诉于 1 月前收入我科病房。病人 1 年前无明显诱因发现皮肤、巩膜黄染，伴瘙痒感，夜间及进食油腻食物后加重。外院 CT 提示胰头占位性病变，恶性肿瘤不除外。于我院门诊化验发现肝酶异常、胆红素轻度升高：GGT 1269U/L，ALP 283U/L，ALT 192U/L，AST 37U/L，TBIL 35.9μmol/L，DBIL 23.6μmol/L，ALB 43.8g/L。血清淀粉酶、脂肪酶未见异常。收入我院肝胆外科拟行外科手术治疗，入院后予保肝对症治疗并完善相关辅助检查，其中免疫球蛋白、肝炎八项、梅毒螺旋体特异抗体测定、HIV 联合试验、CEA、CA19 – 9、CA12 – 5 均未见异常，AFP 轻度增高（8.93ng/ml），IgG4 显著升高（3.21g/L）。考虑诊断为"自身免疫性胰腺炎可能性大"，超声内镜检查示胰头部未见异常回声病变，因此未行胰腺细针穿刺活检，此后病人要求出院，未行系统治疗。1个月余前病人自觉皮肤及巩膜黄染较前加重，伴右上腹钝痛，复查肝功：GGT 550U/L，ALP 405U/L，ALT 135U/L，AST 76U/L，TBIL 61.4μmol/L，DBIL 49.5μmol/L，ALB 41.6g/L，血清淀粉酶、脂肪酶未见异常，血常规：白细胞总数及分数均正常。彩超检查提示：胆囊多发结石，胆总管末端结石，为行ERCP治疗收入我科。病来无恶心、呕吐，无关节痛及皮疹，二便如常，饮食睡眠可，1年来病人体重下降10公斤。发现血糖升高1年，目前自用长效胰岛素（长秀霖）14IU，日一次，皮下注射，血糖可控制在正常范围。

入院查体：巩膜及皮肤轻度黄染，右上腹轻度压痛，无反跳痛及肌紧张，Murphy征阴性。予抗炎、保肝等对症治疗。完善免疫指标检测，其中：IgG 4 3.33g/L，ANA 1∶100（＋）均质型，DsDNA（－），AMA（－），SMA 1∶40（＋），pANCA（＋），cANCA（－），TPOAb 99.19IU/ml。完善胰腺增强CT检查示胰腺形态饱满，脂肪间隙消失，增强扫描未见确切异常强化灶，其边缘可见条形液体密度影，考虑自身免疫性胰腺炎可能性大（图91），MRCP示肝内胆管走形僵直，管腔扩张，胆总管扩张至胰头段，最大管径约1.3cm，胆总管可见结节状T2低信号，结石可能性大，胆囊多发结石（图92）。行ERCP检查，术中见胆总管胰腺段狭窄，长约2.0cm，其近端胆管扩张，直径约1.2cm，其内见絮状充盈缺损影（图93）。考虑诊断为自身免疫性胰腺炎所致可能性大，胆总管泥沙样结石，予内镜下球囊扩张并留置鼻胆管1根。结合病人病例特点：中老年男性，以"梗阻性黄疸"为首发症状，查体：皮肤巩膜黄染、右上腹轻度压痛。辅助检查提示：胰腺形态饱满，密度均匀，边缘可见条形液体密度影，胆总管胰腺段明显狭窄，近端胆管扩张，肝内胆管管腔扩张，IgG4明显升高。考虑诊断：自身免疫

性胰腺炎合并 IgG4 相关硬化性胆管炎，胆囊结石，胆总管结石，2
型糖尿病。在排除激素应用禁忌证后，予泼尼松 30mg，日一次，
口服治疗，3 日后复查肝功：GGT 432U/L，ALB 36.6g/L，ALT
114U/L，ALP 307U/L，AST 56U/L，TBIL 42.9μmol/L，DBIL
27.8μmol/L。经治疗后肝酶、胆红素下降，无腹痛等自觉症状，病
人出院，继续口服药物治疗。出院 1 个月后门诊复查 IgG4 2.01g/L，
肝功：GGT 278U/L，ALT 38U/L，ALP 153U/L，TBIL 14.8μmol/L。
此后激素每两周减量 5mg，目前减量至 20mg/d，IgG4 已降至正常
（1.15g/L），肝功逐渐好转：GGT 162U/L，ALT 32U/L，ALP
106U/L，TBIL 15.4μmol/L。病人激素治疗有效，进一步支持自身
免疫性胰腺炎合并 IgG4 相关硬化性胆管炎的诊断。目前该病人仍
在密切随访中。

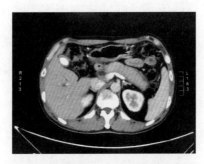

图 91　胰腺增强 CT 示胰腺形态饱满，
其边缘可见条形液体密度影

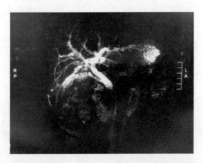

图 92　MRCP 示肝内胆管走形僵直，管腔扩张，
胆总管末端结石，胆总管扩张至胰头段

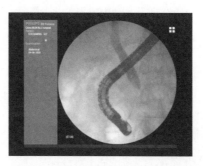

图 93　ERCP 示胆总管胰腺段狭窄，其近端胆管
扩张，其内见絮状充盈缺损影

病例分析

　　自身免疫性胰腺炎（Autoimmune pancreatitis，AIP）是一种与自身免疫相关的慢性胰腺炎，其临床表现多为梗阻性黄疸及腹部不适，影像学检查提示胰腺弥漫性或局灶性肿大，常被误诊为胰腺癌而行外科手术治疗。近年来随着对 AIP 认识的不断加深，其诊断标准及治疗方案也日趋统一。2011 年，Shimosegawa 等首次提出 AIP 的国际诊断标准（ICDC），主要包括以下 5 个方面：1. 血清学指标。2. 影像学表现。3. 胰腺外器官的累及。4. 病理结果。5. 对激素治疗敏感性。并根据组织病理学表现不同，将 AIP 分为两种亚型：Ⅰ型为淋巴、浆细胞硬化性胰腺炎（lymphoplasmacytic sclerosing pancreatitis，LPSP），Ⅱ型为特发性慢性导管中心性胰腺炎（idiopathic duct – centric pancreatitis，IDCP）或粒细胞导管上皮内浸润（granulocyte epithelial lesion，GEL），亚洲人群以Ⅰ型多见，欧美人群以Ⅱ型及混合型多见。Ⅰ型 AIP 是 IgG4 相关疾病（IgG4 – related disease，IgG – RD）在胰腺中的表现，常合并其他器官病变，如：胆管、泪腺、涎腺、腹膜后、肾、肺等。血清 IgG4 升高是Ⅰ

笔记

型 AIP 的特征性指标，研究表明，约94% 的 AIP 病人伴有血清 IgG4 升高，且 IgG4 升高程度与疾病活动情况密切相关。需要注意的是，血清 IgG4 水平缺乏特异性，少数胰腺癌患者及正常人群中也可以有轻度 IgG4 水平升高。AIP 和胰腺癌都以梗阻性黄疸为主要表现，胰腺癌黄疸呈进行性加重，而 AIP 病人的黄疸多呈波动性，少数病人可自行好转。局灶性 AIP 的影像学表现常与胰腺癌难以鉴别，超声内镜及内镜下胰腺穿刺活检可有助于 AIP 的诊断。本例病人为中老年男性，黄疸呈波动性而非进行性升高，IgG4 随病程进展逐渐升高，胰腺形态饱满，其边缘可见条形液体密度影，但增强 CT 及超声内镜均未见胰腺占位性病变，以上均可与胰腺癌相鉴别，支持 AIP 诊断。

2007 年 Bjoensson 等将病变主要累及胆管，表现为胆管弥漫性或局限性纤维化，影像学酷似原发性硬化性胆管炎的一组疾病命名为 IgG4 相关硬化性胆管炎（IgG4 – Related Sclerosing Cholangitis, IgG4 – SC）。IgG4 – SC 极少单独发生，常为 Ⅰ 型 AIP 的胰腺外病变，约 95.7% 的 IgG4 – SC 患者同时伴有 AIP。IgG4 – SC 的具体发病机制尚不清楚。目前的研究认为，病毒、细菌、药物等外界抗原可能作为诱因，激活辅助性 T 淋巴细胞 2 型免疫反应或活化调节性 T 淋巴细胞，促进 B 淋巴细胞增殖，分泌大量包括 IgG4 在内的免疫球蛋白；促进 TGF – β 分泌，导致纤维化形成。单核细胞和嗜碱细胞也可通过上调 B 淋巴细胞活化因子和 IL – 13，促进 B 淋巴细胞成熟、增殖，分泌大量 IgG4。2012 年日本学者提出的 IgG4 – SC 的诊断标准为：1. 胆管成像显示弥漫性或节段性肝内和（或）肝外胆管狭窄、胆管壁增厚。2. 血液检查示血清 IgG4 浓度 ≥1.35g/L。3. 合并自身免疫性胰腺炎、IgG4 相关泪腺炎或与 IgG4 相关的腹膜后纤维化。4. 组织病理学检查：a）显著地淋巴细胞和浆细胞浸润

笔记

及纤维化；b）IgG4 阳性浆细胞浸润，IgG4 阳性浆细胞≥10/hpf；c）轮辐状纤维化；d）闭塞性静脉炎。符合 1 + 3；1 + 2 + 4 中 a、b；4 中 a、b、c；4 中 a、b、d 可确定诊断。根据胆管影像所示的狭窄部位不同将 IgG4 - SC 分为 4 型：1 型：胆总管下段局限性狭窄；2 型：肝内外胆管弥漫性狭窄；3 型：肝门区胆管及胆总管下段狭窄；4 型：肝门区胆管局限性狭窄。2 型需注意与原发性硬化性胆管炎鉴别，而 1 型、3 型和 4 型需与胆管癌鉴别。血清 IgG4 浓度≥1.35g/L 是 IgG4 - SC 的重要诊断指标之一，研究显示当血清 IgG4 > 2.5g/L 时，诊断 IgG4 - SC 的敏感度为 67% ~ 80%，特异度为 95%；当血清 IgG4 > 5.6g/L 时，其特异度及阳性预测率可达 100%。本例患者 MRCP 及 ERCP 均提示胆道狭窄；血清 IgG4 最高达 3.33g/L，明显高于 1.35g/L；合并 AIP，可明确诊断为 IgG4 - SC。

AIP 和 IgG4 - SC 是 IgG4 - RD 的胰腺及胆管表现。为避免胆管炎症和纤维化进展，一经诊断应立即治疗。IgG4 - SC 治疗参照 AIP 的治疗方案，初始剂量为泼尼松 30 ~ 40mg/d（0.6mg/kg），治疗 4 周后，每两周减量 5mg/d，逐渐减量至维持剂量 5.0 ~ 7.5mg/d，疗程 2 ~ 3 个月。大部分患者对激素治疗反应良好，黄疸消退和肝功能改善的同时可见胆道狭窄消失或减轻，血清 IgG4 水平下降，少数人可恢复正常，长期观察无疾病复发；部分患者激素治疗后胆管狭窄持续存在，或激素有效但在减量过程中及减量后（多发生在激素减量后 6 个月内）出现疾病复发。胆管多段狭窄、IgG4 基线水平 > 2.8g/L、合并多器官损伤者更易复发。借鉴 AIP 的前瞻性研究结果：5.0 ~ 7.5 mg/d 低剂量激素维持 3 年可显著减少复发。日本则采用无限期的维持治疗（泼尼松，10mg/d）以防止复发。对于激素治疗无效或效果不明显的患者，可联合使用免疫抑制剂，如硫唑嘌呤、6 - 巯基嘌呤、霉酚酸酯、骁悉，有研究表明联合治疗可明显改善 IgG4 – SC 的炎性活动度。无法耐受免疫抑制剂及大剂量激素或有高复发风险的患者，也可考虑选用利妥昔单抗。因此，激素治疗期间和停药后均需要长期的密切随访，定期复查生化指标，及早发现复发，尽快联合免疫抑制剂或利妥昔单抗治疗。ERCP 治疗能够解除胆管梗阻、促进胆汁引流，为激素治疗及起效争取时间，能够减少激素的应用时间和剂量，从而减少激素的不良反应。内镜下球囊扩张能够显著改善胆道梗阻及病人的长期预后，且成功率高、穿孔等并发症较支架置入少，因此推荐球囊扩张作为胆管狭窄病人的首选内镜治疗。鼻胆管引流适用于胆管壁水肿、炎症或溃疡而引起的管腔狭窄，当胆管出现严重纤维化时不推荐使用。对于胆管明显狭窄及行球囊扩张胆汁引流欠佳的病人，可内镜下短期留置胆道支架。有研究表明支架留置 1~2 周与 8~12 周的治疗效果相当，由于支架在短时间内可能出现堵塞，因此建议 1~2 周应移除支架。长期留置支架（3 个月及以上）加重支架堵塞及并发胆管炎等风险，因此目前国内外的诸多研究均不推荐使用。本例病人胆总管末端狭窄明显，予内镜下球囊扩张治疗，并留置鼻胆管引流，为激素起效争取时间。

🏥 病例点评

1. 一旦临床确诊 IgG4 相关性胆胰损伤，应尽早予以规范的激素治疗，否则因胆道的炎性狭窄，继发胆石症发生，增加了病人的疾病风险及治疗负担。

2. 支架置入不作为 IgG4 – SC 梗阻性黄疸的首选治疗。需要内镜治疗的病人，球囊扩张应作为首选，若胆管严重狭窄或经球囊扩张治疗效果不佳，可考虑短期留置支架。由于存在支架堵塞和胆管炎等风险，不主张长期留置支架。不建议常规的乳头肌/括约肌切开术。

<h2 style="text-align:center">参考文献</h2>

1. Okazaki K, Uehida K. Autoimmune pancreatitis：the past，present，and future. Pancreas，2015，44（7）：1006 – 1016.

2. Agrawal S, Daruwala C, Khurana J. Distinguishing autoimmune pancreatitis from pancreaticobiliary caneers：current strategy. Ann Surg，2012，255（2）：248 – 258.

3. Ohara H, Okazaki K, Tsubouchi H, et al. Clinical diagnostic criteria of IgG4 – related sclerosing cholangitis 2012. J Hepatobiliary Pancreat Sci，2012，19（5）：536 – 542.

（关　琳　李异玲　整理）

026　以胃石症伴消化道出血为首发的白塞病一例

病历摘要

患者男性，58 岁。主诉：上腹痛伴黑便 20 余天。

现病史：患者于 20 余天前无明显诱因出现腹痛，以中上腹部为主，阵发性发作，刀割样，无放散，进食后加重，喜屈曲位，应用解痉药物可缓解，同时伴有黑便，每次约 100 毫升，每日 1～2 次，不成形，遂就诊于阜新市第二人民医院行胃镜检查见：残胃体

笔记

炎，胃石症，行结肠镜检查提示：直肠可见一处大小约 2.0cm ×
2.0cm 神经内分泌肿瘤，余结肠未见明显异常。病理示：直肠类
癌。对症口服碳酸氢钠、凝血酶、云南白药等对症治疗，未见明显
好转。7 天前患者上述症状加重并再次排出柏油样便，量一共约
1000 毫升。现为求进一步诊治转入我科，患者病来间断发热，体温
最高 38.5℃，无寒战，无咳嗽，咳痰，无恶心、呕吐及呕血，无胸
闷、气短，精神状态一般，睡眠饮食差，小便正常，近 20 天体重
较前减轻约 20 余斤。

既往史：10 年前胃癌行胃大部切除术（术式不详）。

饮酒史：40 余年，1 斤白酒/日。

吸烟史：40 余年，10 余支/日，戒一个月。

用药史：因"腰痛"曾间断口服双氯芬酸近 1 个月。

入院查体：T 36.6℃，P 66 次/分，R 18 次/分，BP 109/61mmHg。
神志清楚，语言流利，问答合理，查体合作，屈曲位。睑结膜苍
白，巩膜无黄染，口唇无发绀，浅表淋巴结未触及。双肺听诊呼吸
音清，未闻及干湿性罗音。心率：66 次/分，心律齐，各瓣膜听诊
区未闻及病理性杂音。腹平坦，柔软，上腹部压痛阳性、无反跳痛
或腹肌紧张，肝、脾肋下未触及，Murphy 征阴性，肝区无叩痛，移
动性浊音阴性。肠鸣音 3~4 次/分。双下肢无浮肿。

入院辅助检查：血常规：WBC 14.73 × 10^9/L，HB 99g/L，PLT
462 × 10^9/L。凝血三项：PT 13.3s，INR 1.03，D 二聚体 >20。肿
瘤标志物：糖类抗原测定 CA12 - 5 37.52U/ml，CEA，AFP，CA15
- 3 及 CA19 - 9 正常。C - 反应蛋白 77.20mg/L，PCT 0.59ng/ml。
粪便隐血阳性。余化验结果未见异常。外院胃镜提示：胃石症。外
院结肠镜提示：乙状结肠炎，直肠息肉。全腹 CT 检查：胃大部切
除术后改变，余未见明显异常。

笔记

入院诊断：上消化道出血，胃大部切除术后（毕罗Ⅰ式），胃石症，残胃吻合口炎，直肠神经内分泌肿瘤

治疗经过：给予潘妥洛克静点抑酸，裕尔凝胶口服保护胃黏膜，头孢抗炎，补液支持治疗。腹痛症状未见明显缓解，腹痛发作时应用654-2可缓解。再次行胃镜检查结果示（图94）：胃大部切除术后（毕罗Ⅰ式），胃石症，残胃炎，食管多发溃疡，十二指肠多发溃疡，给予胃镜下碎石治疗（图95）。患者碎石后第二天，腹痛症状未见明显缓解，并再次出现便血，呈暗红色，伴头晕头迷，无呕血，仍有持续性上腹痛，间断发热。行急诊胃镜（图96）：未见明显出血病灶，食管及十二指肠溃疡较前相比明显好转。急诊肠镜（图97）：末端回肠多发溃疡，直肠隆起，直肠类癌可能大。病理回报：末端回肠浅溃疡，直肠神经内分泌肿瘤。复查免疫学相关指标：ANA，ENA，DsDNA，SM，U1RNP，SSA，SSB，SCL-70，JO-1，P-ANCA，C-ANCA等免疫指标均为阴性。结明试验阴

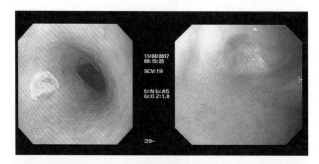

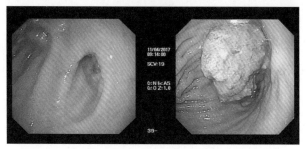

图94　胃大部切除术后（毕罗Ⅰ式），胃石症，
残胃炎，食管多发溃疡，十二指肠多发溃疡

性。PPD 阴性，T – Sport 阴性，血沉：第一小时 76，第二小时 100。

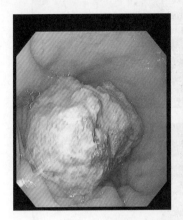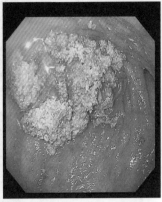

图 95　胃镜下碎石前后

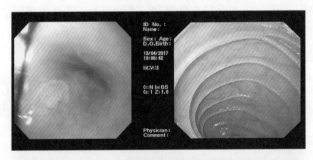

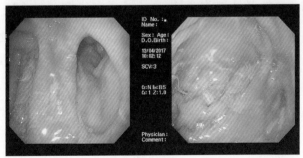

图 96　胃镜：未见明显出血病灶，食管及十二指肠溃疡
较前相比明显好转

请风湿免疫科会诊：结合患者口腔溃疡，常有毛囊炎样皮疹，食管、十二指肠及末端，肠多发溃疡，目前考虑白塞可能性大，有肠道受累，患者肠道受累部位较多，症状较重，炎性指标较高，建

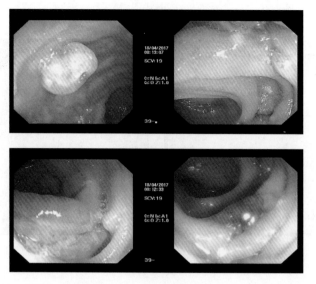

图 97 肠镜：末端回肠多发溃疡，直肠隆起，直肠类癌可能大

议激素治疗，可予生理盐水 100ml + 甲强龙 80mg，日一次，静点 3 天，后改为泼尼松 60mg，日一次口服，辅以补钙（钙尔奇 + 骨化三醇）及保护胃黏膜治疗，继续沙利度胺口服，应用激素后复查 CRP 及血沉，1 个月后我科门诊复诊，复查及激素减量。

激素治疗 3 天体温恢复正常，便血症状停止，大便 1 次/日，黄色成形软便，但仍腹痛，较前明显减轻。改用泼尼松 60mg，日一次口服。治疗过程中复查 CRP 逐渐下降（图 98）。

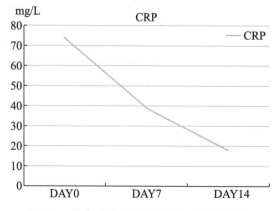

图 98 激素治疗过程中 CRP 的变化情况

病例分析

白塞病（Betch's disease，BD）是一种病因不明，以复发性口腔溃疡、生殖器溃疡、皮肤和眼部病变为临床特征的自身免疫性疾病，可累及黏膜，皮肤，关节，眼，心血管，肺，神经，肌肉等多个系统。基本病理改变为血管炎。包括血管型，神经型和胃肠型（表2）。

表2　诊断白塞病得分表

体征或症状	得分	体征或症状	得分
口腔溃疡	2	神经系统表现	1
生殖器溃疡	2	血管表现	1
眼部病变	2	针刺试验阳性	1
皮肤病变	1		

注：总分≥4分，可诊断白塞病。

大部分患者预后良好，然而有眼炎的患者可有严重的视力下降，甚至失明。胃肠道受累可引起溃疡，出血，穿孔，肠瘘，吸收不良，感染等严重并发症，死亡率可高达10%。有中枢神经系统受累者死亡率达12%～47%，存活者亦多有严重的后遗症。中大动脉受累后因动脉瘤破裂，心肌梗死等而发生突然死亡亦非罕见。

本例患者大量饮酒史，大量使用NSAIDs相关药物病史，胃大部切除病史，相关干扰因素众多，干扰了快速准确的临床诊断。因此临床中不能被患者既往的"诊断结论"所左右，要综合患者的实际的症状及体征对疾病做出正确的判断；白塞病无相关特异性指标，诊断是排他性的，所以目前还在随访中。

🩺 病例点评

　　白塞病肠道表现为特异性肠道多发溃疡，与炎症性肠病，NSAIDs，肠结核等鉴别困难。此例患者因有药物，饮酒，胃石症等多种因素参与，导致诊断上进入误区。

　　胃石症大多与进食大量鞣酸类食物有关，而无相关病史的患者应多考虑是否存在其他基础疾病所致的胃肠功能运动障碍所致，亦是我们临床经验的积累。

（孙　越　刘　畅　潘　丹　桑力轩　常　冰　整理）

腹水原因待查

027 腹水、肝功能异常一例

病历摘要

　　患者女性，49岁，以"腹胀进行性加重1月余"为主诉入院。患者入院前1月余开始用自家栽种"土三七"熬汤，每日三次，每次半杯，连续1个月。后出现腹胀，伴双下肢水肿，伴食欲减退，无发热，无腹痛，无恶心、呕吐，无腹泻。就诊于当地医院，完善上腹部增强CT（2018年1月9号）示：肝实质密度减低，增强后肝内动脉血管纤细，肝左静脉、中静脉未见显示，肝右静脉纤细，

笔记

造影剂灌注不佳；下腔静脉肝段明显狭窄。对症治疗后无明显好转，遂来我院急诊，完善相关检查（2018 年 1 月 19 号）：肝功：ALT 204U/L，GGT 96U/L，TBIL 22.6μmol/L，DBIL 12.1μmol/L，ALB 30.3g/L。凝血：PT 19.2s，INR 1.63，PTA 49%；D – D 聚体：4.25μg/ml；离子：Na^+ 130.6mmol/L，Ca 1.85mmol/L；余血生化、肾功、心肌酶等指标未见特殊异常。下腔静脉 CTV 示：肝左、中、右静脉显示不清，增强后肝脏不均匀强化，可见大片状稍低密度影，右叶为著，呈"地图"样改变，腹水（图 99）。为求进一步诊治于 2018 年 1 月 23 日收入院。

既往史：否认高血压、糖尿病、肝炎、结核等其他疾病史。

个人史：无吸烟、饮酒史；月经史：平素月经规律，已绝经 3 年；手术史：剖宫产史；家族史：否认。

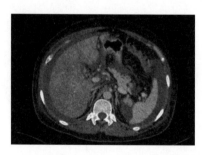

图 99　增强 CT 肝脏呈"地图"样改变

入院查体：神清，营养中等，无贫血貌，皮肤巩膜轻度黄染，未见肝掌及蜘蛛痣，心肺听诊无明显异常，腹部膨隆，下腹部可见一处长约 5cm 瘢痕，腹软，无压痛，无反跳痛及肌紧张，肝脾肋下未触及，移动性浊音阳性，双下肢凹陷性水肿。

入院诊断：肝窦闭塞综合征不除外。

入院后完善相关检查：血常规：WBC 7.01×10^9/L，RBC 5.11×10^{12}/L，PLT 123×10^9/L；尿常规：蛋白（微量），潜血（+2），尿

胆原（＋2），胆红素（阴性）。便常规及潜血未见异常；肝功：
ALT 100U/L，GGT 69U/L，TBIL 38.5μmol/L，DBIL 19.7μmol/L，
ALB 27.2g/L。肝炎抗体：HBsAb 及 HBcAb 阳性。血肿瘤标志物：
CA12 - 5 341 U/ml。风湿免疫相关指标未见异常，T - spot 正常。
肺 CT 提示左肺下叶炎症，右侧胸腔积液（图100）。肝胆脾彩超
（2018 年 1 月 25 日）提示肝静脉内壁不光滑，脂肪肝，急性肝损
伤，盆腹腔积液，肝脏弹性值 54.9Kpa。

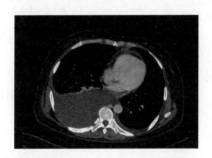

图 100 肺 CT 示右侧胸腔积液

入院后予抗凝（速碧林 4100iu，日二次 7 天，日一次 7 天）、
保肝、扩容、利尿、间断输血浆及白蛋白等治疗；2018 年 1 月 29
日行腹腔穿刺，腹水为茶色，腹水常规：细胞总数 103×10^6/L，白
细胞总数 94×10^6/L，单个核细胞计数 76×10^6/L，蛋白 26g/L，李
凡他试验阳性。常规提示考虑漏出液，但李凡他试验阳性，不能排
除合并感染，同时伴肺部炎症，予抗感染治疗，患者应用速碧林第
15 日出现阴道流血，减量后好转，后序贯拜瑞妥 15mg，日 1 次口
服。经治疗，患者腹胀、双下肢水肿较前好转，巩膜无黄染，于
2018 年 2 月 14 日出院。

出院诊断：药物性肝损伤（肝血管损伤型、急性、RUCMA 评
分 7 分，很可能），肝窦闭塞综合征，脂肪肝，右侧胸腔积液。患
者出院后规律门诊随诊，现无腹胀及双下肢水肿，皮肤巩膜无黄

笔记

染，目前保肝治疗中，口服拜瑞妥共约 3 个月，目前已停药。肝脏超声示：肝脏弹性值 7.4Kpa。其治疗期间指标变化见表 3。

病例分析

　　肝小静脉闭塞症（hepatic veno occlusive，HVOD）又称肝窦阻塞综合征（hepatic sinusoidal obstruction syndrome，HSOS），是由各种原因所致肝小静脉、小叶间静脉及肝血窦内皮细胞水肿、坏死及脱落形成微血栓，从而引起肝内瘀血、肝损伤及门脉高压的一种肝脏血管性疾病，具有起病急重、诊断困难、治疗复杂、病死率高的特点。

　　目前认为引起 HVOD 的病因主要包括：（1）造血干细胞移植、化疗、放疗；（2）肝移植；（3）应用免疫抑制剂；（4）食用含有吡咯生物碱（pyrrolidine alkaloid，PA）的植物。国外常见于造血干细胞移植患者，国内更常见于服用含有 PA 成分者，被称为 PA 相关肝窦阻塞综合征（PA - HSOS）。近年国内报道的因服用含 PA 植物致 HSOS 病例数呈上升趋势。含有 PA 的植物存在广泛，临床常用有野百合、千里光、菊三七、天芥菜等。菊三七又名土三七，具有止血、化瘀、消肿、止痛的功效，是目前报道的致 HSOS 最为常见的中草药。

　　目前已证实土三七具有造成 HSOS 的作用，但对于 PA - HSOS 发病机制尚未完全清楚，Wadleigh 等研究显示 PA - HVOD 主要导致肝小静脉和肝窦的内皮细胞及肝小叶腺泡 3 区窦状隙内皮细胞受损，进而引发一系列免疫、炎症和凝血机制等多因素异常的病理生理过程。另有研究表明该疾病的发生可能与脱氢野百合碱造成的线粒体损伤、脂质过氧化、诱发肝脏细胞凋亡等机制有关。

表3 患者 PT、PTA、D－二聚体、PLT、ALT、AST、TBIL、DBIL 指标

检查时间	PT (s)	PTA (%)	D－二聚体 (ng/L)	PLT (×10⁹/L)	TBIL (μmol/L)	DBIL (μmol/L)	ALT (U/L)	AST (U/L)
2018－01－19	19.2	49	4.25		22.6	12.1	204	284
2018－01－24	17.2	59	4.15	123	38.5	19.7	100	151
2018－01－26	16.6	63	2.78	179	17.1	10.2	73	180
2018－01－31	17.0	60	3.87	148	16.6	11.5	53	189
2018－02－05	16.4	64	2.84	101	17.2	11.8	47	178
2018－02－10	17.3	58	4.11	87	22.4	16.5	31	159
2018－02－28	14.1	84	3.84	141	29.4	19.2	12	160
1018－03－28	14.7	81	1.30	133	12.4	5.9	29	51
2018－04－18	15.4	74	1.09	140	14.9	5.6	38	47
2108－05－18	14.3	86	0.38	158	14.0	5.2	41	42
2018－06－15	14.3	86	0.34	146	11.6	3.9	38	35
2018－07－13	14.3	86	0.33	162	16.1	10.7	38	37
2018－08－24	13.6	89	0.32	159	13.9	4.3	35	30

笔记

163

PA－HSOS 的发病时间不定，短则 3 日，长可达 1 年，多数在服药后 1 个月内发病，且病情严重程度与服药剂量呈正相关。HSOS 三大临床特征为：腹水、肝肿大和高胆红素血症，临床首发症状多为腹胀。根据病程可将 HSOS 分为 3 期：1. 急性期：一般 5～10 天内出现急性肝肿大，伴肝触痛、腹水、黄疸等症状，伴有肝功能异常，严重者合并胸水、双下肢水肿。2. 亚急性期：持续性肝肿大，反复出现腹水，肝功能损伤时轻时重或急性发作，最终好转或转为慢性。3. 慢性期：进展为肝硬化，表现为顽固性腹水及门静脉高压相关并发症。

HSOS 实验室检查无特异性，合并感染可伴有白细胞升高，肝功常表现为总胆红素升高，ALT、GGT 轻度升高，凝血多正常或仅 PT、APTT 延长，D 二聚体升高常见。腹水常规多为漏出液。影像学检测主要为肝脏超声、CT 及 MRI，在 HSOS 诊断中具有重要作用。肝脏彩超典型表现为：肝脏肿大，实质回声增粗增密，可见沿肝静脉走行的斑片状回声减低区，腹腔积液，血流速度减慢。CT 增强扫描具有特征性表现，常见的表现包括腹水、不均匀强化及肝主要静脉狭窄。静脉期、平衡期肝实质呈特征性"地图状"、"花斑样"不均匀强化，这种不均匀强化的等级与疾病严重程度呈正比。除此之外还可出现肝脏弥漫肿大、门静脉周围出现"晕征"、肝脏特征性"三叶草征"等表现。对于实验室检测及影像学表现不典型的疑似病例，病理为确诊金标准。主要病理改变为：（1）肝小静脉闭塞；（2）肝小静脉偏心性狭窄；（3）肝小叶 3 带（1 区）细胞损伤坏死；（4）肝窦纤维化。但患者常有大量腹水，肝脏病变呈片状补丁状，经皮肝组织活检风险大，且不易发现病灶，如有条件可应用经颈静脉肝活组织检查术，安全性高。基于肝活检风险大、阳性率低，患者依从性较差，肝脏活检取材实施困难，组织学证据

笔记

不是确诊 HVOD 的必要条件。

HSOS 诊断需结合病史、临床表现及辅助检查，诊断较困难。目前对于 PA – HSOS 尚无统一诊断标准，多在一定程度上借鉴 Baltimore 和 Seattle 标准。2017 年关于 PA – HSOS 南京共识中推荐"南京标准"：患者需有明确服用含 PA 植物史，出现腹胀和（或）肝区疼痛、肝大和腹水，总胆红素升高或肝功异常及典型的影像学表现，同时排除其他已知病因所致肝损伤。HSOS 主要需与布加综合征（Budd – Chiari syndrome，BCS）相鉴别，二者症状相似，但治疗及预后不同。BCS 由肝静脉流出道阻塞所引起，阻塞可发生于从小肝静脉至肝后段下腔静脉入右心房口处的任何部位，临床表现为下腔静脉阻塞症状和/或门静脉高压症状。BCS 超声下可见下腔静脉或肝静脉狭窄或闭塞，常伴有肝静脉间交通支形成，第三肝门开放，而 HSOS 由于肝脏肿大压迫下腔静脉所致其狭窄不会出现肝静脉间交通支。除此之外，HSOS 还需与失代偿性肝硬化及急性病毒性肝炎等疾病鉴别。

PA – HSOS 目前尚无特效治疗，一旦考虑该病需立即停止服用含 PA 的植物，同时应尽早开始保肝、利尿、改善微循环、控制炎症等对症支持治疗：1. 保肝治疗可以改善肝脏瘀血缺氧对肝细胞造成损伤，目前常用药物包括多烯磷脂酰胆碱、异甘草酸镁、谷胱甘肽等，如同时合并肝内胆汁淤积可加用熊去氧胆酸或 S – 腺苷蛋氨酸。2. 除外严重出血或出血倾向等抗凝禁忌证的急性期/亚急性期患者应尽早抗凝治疗，抗凝首选低分子肝素，安全性高，建议剂量为 100IU/kg，每 12 小时 1 次，皮下注射，同时可联合或序贯口服华法林，服用华法林期间监测凝血，维持 INR 在 2.0 ~ 3.0，抗凝观察 2 周，如有效则继续抗凝治疗至少 3 个月，如 2 周后无效，则停止抗凝。3. 针对腹水，首选口服呋塞米及螺内酯利尿，同时配合白蛋白。

笔记

如效果不佳可同时进行腹腔穿刺，减轻水钠潴留的同时间接修复受损肝细胞，促进肝功能早期恢复。4. 糖皮质激素的疗效目前仍存在争议，国内少有应用。5. 对于内科治疗无效病程长达数月的慢性期患者 TIPS 可明显改善顽固性腹水及门脉高压，但对远期预后影响尚不确定；如患者合并肝衰竭经对症治疗后无效，可考虑肝移植。

病例点评

1. 目前针对 PA-HSOS 尚无有效治疗方法，病死率高。早期诊断、治疗对患者预后显得尤为重要。该患者既往有明确服用土三七用药史，出现不适及时就医，症状及影像学表现典型，诊断明确，治疗效果明显。

2. 抗凝治疗在 PA-HSOS 的治疗中具有重要作用，但是应用不当可能出现出血等不良反应。该患者入院后及时应用速碧林抗凝治疗，2 周后临床表现及实验室检查等明显好转，出现阴道出血症状经减量后好转。该患者应用拜瑞妥替代华法林口服抗凝治疗提高了用药安全性。但目前仍缺少拜瑞妥在 PA-HSOS 中应用的研究，用药剂量、疗效及安全性仍需要多临床数据证实。

3. 中草药在我国被广泛使用，由于对于"土三七"毒性作用认识不足，民间常将"土三七"入药或作为保健品食用，进而造成 PA-HSOS，故临床上预防大于治疗，提倡中草药使用的规范化管理、加强健康宣传、普及中草药知识以减少此类情况发生。

参考文献

1. 中华医学会消化病学分会肝胆疾病协作组. 吡咯生物碱相关肝窦阻塞综合征诊断和治疗专家共识意见（2017 年，南京）. 中华消化杂志，2017，37（8）：513-522.

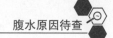
2. Wang X，Qi X，Guo X. Tusanqi - related sinusoidal obstruction syndrome in China. Medicine，2015，94（23）：e942.

3. 徐静，汪茂荣. 土三七导致肝小静脉闭塞综合征研究进展. 实用肝脏病杂志，2013，16（1）：94 - 96.

4. Shao H，Chen H Z，Zhu J S，et al. Computed tomography findings of hepatic veno - occlusive disease caused by sedum aizoon with histopathological correlation. Braz J Med Biol Res. 2015，48（12）：1145 - 1150.

5. 刘玉兰. 肝窦阻塞综合征：临床诊治面临的问题与挑战. 中华消化杂志，2015，35（2）：73 - 76.

6. Zhou H，Wang Y J，Lou H，et al. Hepatic sinusoidal obstruction syndrome caused by herbal medicine：CT and MRI features. Korean J Radiol，2014，15（2）：218 - 225.

7. Gao H，Li N，Wang J Y，et al. Definitive diagnosis of hepatic sinusoidal obstruction syndrome induced by pyrrolizidine alkaloids. J Dig Dis，2012，13（1）：33 - 39.

（邴 浩 李 丹 李异玲 整理）

028 表现为反复大量血性腹水并经超声引导下大网膜活检诊断的子宫内膜异位症一例

病历摘要

患者女性，24岁，尼日利亚人，以"腹胀，腹围增大3个月"为主诉入院。患者3个月前自觉腹胀，腹围增大，无腹痛，伴有纳

167

差，排尿排便正常，未引起重视，未予诊治。1个月前出现反酸、胃灼热，来我院门诊，按照胃炎口服艾司奥美拉唑肠溶片后反酸胃灼热症状好转，但腹胀不缓解，腹围增大明显，遂再次来我院就诊，在门诊行超声检查提示腹水，为明确腹水原因住院治疗。病来无发热，无咳嗽咳痰，无胸闷胸痛，无腹痛，睡眠可，小便正常，大便3~5天1次，经期腹泻。

既往史：否认肝炎、结核等传染病史，否认高血压，冠心病，糖尿病史。

家族史：父亲于4年前曾患肺结核。

月经史：月经周期正常，经量相对较多，经期腹泻，伴痛经。

个人史：未婚育。

入院查体：Bp 104/64mmHg，P 78次/分，R 22次/分，T 36℃。贫血貌。腹膨隆，软，全腹无压痛，反跳痛及肌紧张，肝区叩痛阴性，移动性浊音阳性。血生化显示正常的肝肾功、淀粉酶脂肪酶、血糖、血脂、血尿酸，血离子钾、钠、氯、钙、磷、镁正常，血清铁及凝血四项正常。血常规提示为小细胞低色素性贫血（Hb 69g/L）。贫血系列中铁蛋白，维生素 B_{12}，叶酸都处在正常范围内。CA12-5轻度升高（41.54U/mL）。HCG，血结明试验，PPD试验，T-spot试验均为阴性。尿常规正常，便常规潜血阴性，未见寄生虫卵。肝胆脾彩超（图101）及全腹增强CT示：腹腔大量积液。腹膜网膜超声（图102）：未见异常增厚网膜回声。余胃肠镜，肺CT，盆腔彩超，心彩超，全身浅表淋巴结彩超均无异常。腹腔穿刺放出2000ml暗红色液体，行腹水常规检查：蛋白38g/L，李凡他试验阳性，总细胞数 359×10^6 个，白细胞总数 326×10^6 个，分叶核细胞比率31%，单核细胞比率69%；行腹水细胞学检查，见炎性细胞，未见肿瘤细胞。骨髓穿刺显示粒细胞系增生活跃，细胞形态正常，红细胞系统增生活跃，中幼红细胞及成熟红细胞体积较小，淋巴细胞比值及形态正常，1 张片上可见巨核细胞 143 只。免疫分型：原始细胞比例不高，表型未见明显异常。白血病融合基因定期量检测：阴性。

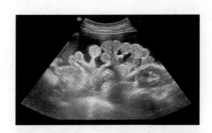

图 101　腹部彩超示：腹腔大量腹水

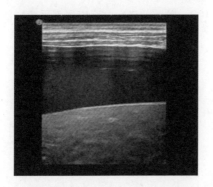

图 102　腹膜网膜超声：未见异常增厚网膜回声

该患初步诊断为腹水原因待查，贫血。请血液内科，风湿免疫科，胸外科，妇科，呼吸内科协助诊断，排除了肿瘤，结核，自发性脾破裂，卵巢囊肿破裂及异位妊娠等能够引起血性腹水的疾病，但腹水原因仍不明确。建议患者行腹腔镜或 PET/CT 检查，患者拒绝，选择出院随诊观察。随访中患者每 1 个月穿刺放腹水约 2000ml，病情稳定，坚持正常学习，生活。

患者坚持随访，1 年后盆腔超声发现左下腹局部网膜样回声，厚度约 1.86cm，回声不均匀（图 103）。向患者交代超声引导下大网膜穿刺活检的必要性及风险，患者同意，在超声引导下对增厚的腹膜行细针穿刺活检，将获得的组织送去病理分析，病理诊断为子宫内膜异位症（图104）。子宫内膜异位症的细胞学诊断依赖于子宫内膜腺细胞，周围基质细胞和含铁血黄素的巨噬细胞三种细胞中出现两种或三种。

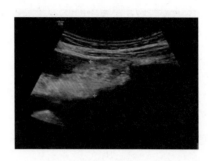

图103　盆腔超声：左下腹局部网膜样回声

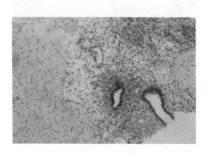

图104　网膜病理：可见子宫内膜腺细胞和周围基质细胞，诊断为"子宫内膜异位症"（10×HE染色）

患者诊断明确，经与妇科沟通，结合患者年龄，以及生育需求，给予绝经治疗——醋酸亮丙瑞林肌注3次后，规律口服屈螺酮炔雌醇片至今，近两个月添加多糖铁复合物胶囊补铁治疗。自服药后，患者状况得到很大改善：腹水虽未完全去除，但生长速度明显减慢，且血红蛋白数在稳定提高，最近一次为113g/L，CA12 - 5恢复正常。严重的子宫内膜异位症的治疗需要长期的过程，更好的治疗效果值得我们期待。

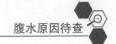

病例分析

子宫内膜异位症指子宫内膜的腺体和基质异位到子宫腔以外的地方，常见于生育年龄或使用激素替代治疗的妇女。病变可以波及所有的盆腔组织和器官，以卵巢、子宫直肠陷凹、宫骶韧带等部位最常见，也可发生于腹腔、胸腔、四肢等处。常见症状为痛经，慢性盆腔痛，月经异常及不孕。近几年关于子宫内膜异位到肠道的报道逐年增多，也逐渐被重视，但异位到腹膜的表现为大量血性腹水的子宫内膜异位症非常罕见。自1954年Brews的第一次描述，迄今约60余例。在报道过的病例中，63%患者是非洲人，82%患者未孕，38.1%患者合并胸腔积液。腹胀，厌食/体重减轻，腹痛，经量过多是最常见的症状；盆腔包块是最常见的体征。子宫内膜异位症引起腹水的机制目前尚不明确，破裂的异位灶刺激腹膜，膈下淋巴管阻塞，月经倒行被认为是最可能的机制。在已发表的文章中，超声引导下大网膜穿刺活检多被用于以包块为主要临床表现的子宫内膜异位症患者，对增厚的网膜进行穿刺并获得子宫内膜异位症病理的病例实属少见。超声引导下大网膜活检是一个准确，安全和较便宜的操作，它可用于排除或诊断恶性肿瘤，并制定更好的术前治疗计划，可作为一种诊断方法。此种疾病的治疗需要长期的过程。药物治疗包括GnRH类似物，雄激素及孕激素；手术治疗包括单侧或双侧卵巢及输卵管切除术。文献指出，单侧卵巢切除术或膀胱切除术后子宫内膜异位相关性腹水复发率高达50%以上，而双侧卵巢切除术后复发率则很低。因此接受药物或保守性手术治疗的患者应长期密切随访，因其抑制卵巢功能的方式被中断后，腹水极易复发。在考虑治疗方式时，应综合考虑患者病情严重程度，年龄，生

笔记

育需求，药物耐受性及个人需求等方面。在我们病例中，患者为未婚未孕女生，药物治疗对她而言是比较好的选择。

病例点评

1. 详细询问病史，不放过任何一个临床症状，并对新出现的症状综合分析。2. 对于大量血性腹水的患者，在除外了肿瘤，结核，自发性肝脾破裂，卵巢囊肿破裂及异位妊娠等能够引起血性腹水的疾病后，对于育龄期女性，应该想到子宫内膜异位症的可能。3. CA12 - 5 的升高不仅与卵巢恶性肿瘤有关，子宫内膜异位症也应被考虑在内。4. 对于严重的子宫内膜异位症，在治疗方面应综合考虑患者自身情况，比如年龄，生育需求等，本患为年轻未婚女患，药物治疗是比较好的选择。5. 超声引导下大网膜活检是一项准确，安全并能获得病理的操作，应得到重视。6. 随访对于疾病的管理相当重要，能够及时发现疾病变化，并准确诊断及治疗。

参考文献

1. Gungor T, Kanat - Pektas M, Ozat M, et al. A systemic review：endometriosis presenting with ascites. Archives of gynecology and obstetrics, 2011, 283：513 - 18.

2. Palayekar M, Jenci J, Jr C J. Recurrent hemorrhagic ascites：a rare presentation of endometriosis. Obstetrics & Gynecology, 2007, 110 (2 Pt 2)：521.

3. Ussia A, Betsas G, Corona R, et al. Pathophysiology of cyclic hemorrhagic ascites and endometriosis. The journal minimally invasive gynecology, 2008, 15 (6)：677 - 681.

笔记

（王　雪　李异玲　整理）

029 嗜酸粒细胞性腹膜炎一例

病历摘要

患者男性，24 岁，2014 年 10 月 8 日入院，患者入院 10 余天前无明显诱因出现腹胀，伴腹泻，4～5 次/日，为黄色水样便，无黏液及血，无腹痛、发热及里急后重，无恶心、呕吐，无双下肢水肿及少尿，就诊于某医院。腹部 CT 提示：脂肪肝，腹水，小肠管壁增厚。胃超声提示：慢性胃炎伴散在糜烂。经对症治疗无好转（用药不详）。入院 1 天前出现下腹痛，为隐痛，无放散，与饮食及体位无关，有腹痛－排便－腹痛缓解的规律。病来精神体力差，偶有咳嗽、咳痰，为少量白色黏痰，无咯血，无胸闷、气短，小便正常，体重无明显变化。

既往史：1 个月前因睡地下室，曾出现皮疹，未经治疗好转。

个人史：否认大量吸烟、饮酒史。

家族史：家族中无类似疾病患者。

过敏史：无。

体格检查：T 36.5℃,P 104 次/分,R 20 次/分,Bp 138/95mmHg。心肺查体未见异常。腹部膨隆，腹软，下腹轻压痛，无反跳痛及肌紧张，肝脾肋下未触及，移动性浊音阳性，双下肢无浮肿。

辅助检查：腹部 CT 示：脂肪肝，腹水，小肠管壁增厚。胃肠超声示：慢性胃炎伴散在糜烂。血细胞分：WBC $14.75 \times 10^9/L$,

LY $3.25 \times 10^9/L$, EO $6.20 \times 10^9/L$, BASO $0.07 \times 10^9/L$, NE% 31.9%, EO% 42.0%, PLT $301 \times 10^9/L$。胃镜示：浅表性胃炎伴糜烂、胆汁反流、十二指肠球炎。胃镜病理：浅表性胃炎，浅糜烂。网膜，腹膜彩超：上腹网膜显示，类似脂肪样回声。肺部 HRCT：双肺间质性改变。双肺陈旧性病变双侧胸腔及腹腔积液。PPD 强阳性，T－SPOT 强阳性。骨髓细胞形态学检查、融合基因及免疫分型等相关检查未见异常。腹水检查（血性腹水）：蛋白 42g/L，李凡他试验阳性，腹水查肿瘤标志物：CA12－5 1001.0U/ml。腹水涂片（图105）见大量嗜酸性粒细胞。血清肿瘤标志物：CA12－5 307.6U/ml（正常值 0～25U/ml），NSE 25.08ng/ml（正常值 0～16.3ng/ml），余肿瘤标志物正常。过敏源检查：未见明确致敏物。便常规未见明显异常。粪便检查：未见寄生虫卵。

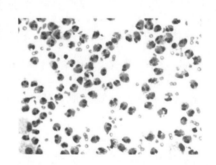

图105　腹水涂片（瑞士染色×10）

诊断：嗜酸粒细胞性腹膜炎。

治疗：甲强龙 80mg，日一次静点（7 天后 50mg，日一次口服）。异烟肼 0.3g + 利福平 0.45g，日一次口服（预防性抗结核）。

转归：腹痛消失，腹水消失，外周血嗜酸粒细胞恢复正常，出院后电话随访无复发，无不适。

笔记

病例分析

本例患者为青年男性，既往无相关疾病史，以腹痛、腹泻为主要症状入院，腹部 CT 提示大量腹水，以腹水为切入点，逐步完善相关检查明确诊断。首先患者腹水为渗出液改变，血清 CA12 – 5、NSE 升高，腹水中 CA12 – 5 升高，需排除是否为癌性腹膜炎，患者腹部 CT、网膜彩超没有阳性发现，因此认为该患者癌性腹膜炎可能性不大。其次，患者 PPD、T – sport 阳性且有咳嗽、咳痰症状，需考虑是否为结核性腹膜炎，肺 CT、腹部 CT 检查未见结核灶，因此认为结核性腹膜炎的可能性亦不大。最后结合患者外周血嗜酸性粒细胞增多，曾出现皮疹变态反应，存在腹痛、腹泻症状，且行腹水涂片检查可见大量嗜酸性粒细胞浸润，而骨穿排除嗜酸粒细胞相关血液系统疾病，患者患病前无寄生虫接触史，综合上述各项因素，考虑嗜酸粒细胞性腹膜炎的诊断成立，经激素治疗好转出院。

病例点评

嗜酸粒细胞性胃肠炎分为 3 型：①黏膜型：最常见，嗜酸细胞仅局限于黏膜层和黏膜下层，可表现为呕吐、腹痛、腹泻、排柏油样便、缺铁性贫血；②肌型：嗜酸细胞浸润至肌层，引起肠壁增厚，可导致胃肠道的梗阻，表现为幽门梗阻和（或）肠梗阻；③浆膜型：较少见，病变累及浆膜层，可出现腹腔积液，腹腔积液中可见大量嗜酸细胞浸润。嗜酸粒细胞性腹膜炎（eosinophilic peritonitis）可以认为是腹膜的一种变态反应，为嗜酸粒细胞性胃

笔记

肠炎累及浆膜层的一种临床表现，以腹水为主要表现的嗜酸粒细胞性胃肠炎（eosinophilic gastroenteritis，EG）容易出现误诊。可能的原因如下：①由于临床病例少，对 EG 认识不足，未注意到外周血嗜酸性粒细胞增多，尤其对嗜酸性粒细胞增高不明显的患者；②内镜下活检大多为阴性，且目前腹腔镜检查尚未普及；③对临床上以渗出液为特征的腹水难以鉴别，如肝硬化伴自发性腹膜炎，结核性腹膜炎，腹膜恶性肿瘤等，而且嗜酸性粒细胞性腹水更要注意以下疾病：长期腹膜透析、血管炎、淋巴瘤及寄生虫病等。

嗜酸粒细胞性胃肠炎是一种以嗜酸性粒细胞浸润为特征的慢性疾病，部分患者有哮喘、食物过敏等病史，血清中 IgE 水平升高，其临床表现多样。EG 的诊断标准：

1. 有胃肠道症状，如腹痛、腹泻、恶心、呕吐等。

2. 从食管至结肠有一点或者一点以上的标本，病理活检提示大量嗜酸粒细胞浸润。

3. 同时重点排除引起嗜酸粒细胞增多常见疾病，如寄生虫感染、结缔组织病、克罗恩病、淋巴瘤、肿瘤等。

内镜下黏膜活检证实有大量嗜酸性粒细胞浸润（＞20Eos/HPF，嗜酸粒细胞/高倍视野）是诊断嗜酸粒细胞性胃肠炎的关键，但是胃肠道嗜酸性粒细胞的浸润通常都呈局灶性分布，内镜下的黏膜活检可能呈阴性。内镜下活检对主要以肌层和浆膜层受累的患者诊断价值不大，这些病例常需要腹腔镜和手术取病理证实。

（董玉振　黄玉红　整理）

030 梗阻性黄疸伴腹水及腹腔、胸腔淋巴结增大一例

病历摘要

患者男性,62 岁,以"上腹痛30 年,呕血、黑便半年,腹胀2 个月"为主诉入院。患者30 年前出现上腹痛,伴反酸胃灼热,多于进食生冷硬刺激性食物后出现,服用"小苏打"后自行缓解,未系统诊治。

2 年前因食欲下降、体重减轻,就诊于沈阳某医院,行胃镜检查示十二指肠球部溃疡,给予抑酸、保护胃黏膜等治疗后缓解,当时肺CT(图106)提示肺门淋巴结增大,行穿刺活检提示炎症,并给予抗结核治疗10 天,后症状无明显好转自行停药。

半年前,患者无诱因出现呕血、黑便,就诊于我院,行胃镜检

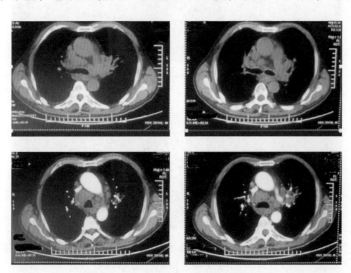

图 106 肺 CT 提示肺门淋巴结增大

177

查提示十二指肠球部溃疡，给予止血、抑酸等治疗好转出院。

4个月前因皮肤巩膜黄染再次于我院就诊。当时化验肝功：ALT 159U/L，ALP 451U/L，GGT 396U/L，TBIL 61.8μmol/L，DBIL 40.2μmol/L，血常规、血淀粉酶、脂肪酶、血肿瘤标志物正常。入院时行肝胆脾超声提示肝实质回声稍强，不均匀，胆囊壁增厚，胆囊内胆泥，胆总管增宽，胆总管内胆泥。第一肝门部、胰腺周围、上腹部肠系膜淋巴结肿大，网膜未见明显增厚，盆腔积液。全腹增强CT（图107）检查提示腹腔淋巴结增大，胰腺后方淋巴结增大，胆总管下段狭窄。为进一步明确胆总管狭窄情况，行ERCP（图108），术中见胆总管胰腺段狭窄，考虑为外压性所致可能性大，十二指肠降段狭窄，癌不除外（取病理），并行塑料支架植入术，术后诊断为梗阻性黄疸，ERCP支架置入术后，胰腺肿瘤不除外，淋巴瘤不除外。术后病理回报：十二指肠球降交界处重度慢性炎症，对症保肝治疗后患者病情好转出院。

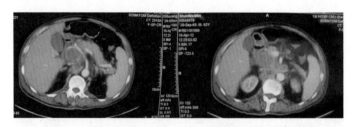

图107 全腹增强CT示腹腔淋巴结增大

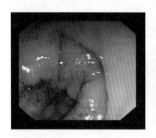 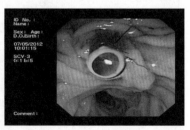

图108 ERCP术中见十二指肠降段狭窄，Carcinoma不除外，并于狭窄部位取病理，病理示十二指肠球降交界处重度慢性炎症，并完成ERC＋探查取石＋ERBD

2个月前患者无诱因出现腹胀，进食后加剧，伴左下腹疼痛、食欲减退，曾有发热两次，体温最高达39.4℃，无发冷寒战，无皮肤巩膜黄染，无咳嗽咳痰，无尿频尿急尿痛，于当地诊所给予抗生素（具体不详）治疗后，体温恢复正常。近来腹胀加重，再次入我院。病来无头痛头晕，无心前区疼痛，无恶心呕吐，无腹泻便秘，无双下肢水肿，精神状态差，二便正常，近2个月来体重下降2.5公斤。

入院查体：T 36.5℃,P 72次/分,R 18次/分,BP 110/68mmHg。睑结膜苍白，巩膜无黄染，浅表淋巴结未触及。右肺下叶听诊呼吸音减弱，心脏听诊无异常。腹膨隆，腹部柔韧感，全腹压痛、反跳痛，右下腹明显，无肌紧张，肝、脾肋下未触及，移动性浊音阳性。

辅助检查：血常规：WBC 4.0×10^9/L,NE% 42.1,RBC 2.95×10^{12}/L,HB 63g/L, PLT 224×10^9/L。肝功：ALB 25.8g/L,酶学正常。凝血三项：PT 15.1s，凝血酶原活动度74%。血清肿瘤标志物：CA12－5 202.90U/ml,尿常规、便常规＋潜血、肾功、血离子、血气分析均未见异常。腹水常规：淡黄色澄清，细胞数 1210×10^6/L,分叶核细胞40%，单个核细胞60%，蛋白41g/L，李凡他试验阳性。腹水未见瘤细胞。胸水为血性,常规示蛋白（积液常规）32g/L（蛋白为血性标本离心后结果）。肺CT示（图109）：右侧胸腔积液伴右肺中叶及右肺下叶肺不张，双肺轻度间质改变，陈旧病变。左侧胸膜肥厚。右肺门及纵隔淋巴结增大。腹部增强CT示（图110）：轻度脂肪肝，脾大，腹膜后见肿大淋巴结。腹腔积液，右侧胸腔积液。腹部淋巴结超声：肝门部胰腺后方腹腔内可见多个肿大淋巴结，大者位于胰头后方，大小约：3.0cm×3.4cm，有者互相融合，双颈部，双腋窝，双腹股沟区淋巴结肿大。腹膜网膜超声示网膜增厚，最厚处厚度约为3.18cm。

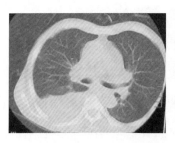
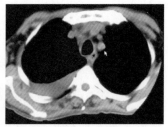

图 109　肺 CT 示右侧胸腔积液，纵隔淋巴结增大

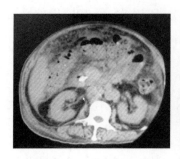
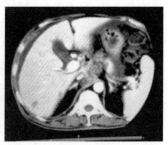

图 110　全腹增强 CT 示腹腔积液，腹腔淋巴结增大

入院诊断： 1. 腹水、胸水原因待查。转移癌？2. 十二指肠球部溃疡。3. 胰腺肿瘤不除外。4. 淋巴瘤不除外。5. ERCP 支架置入术后。

入院诊治经过： 患者入院后腹胀症状继续加重，体力消耗明显，出现呼吸困难，进行性消瘦，食欲下降，少尿，积极给予输血、补充白蛋白等营养支持治疗。同时请放射线科会诊影像学资料，会诊意见：患者胸腹腔肿大淋巴结未经特殊治疗有减小趋势，这点不支持肿瘤；如果原发灶考虑在十二指肠降段，3个月后复查的 CT 所见十二指肠降段管壁无明显增厚，且强化不明显，此点不支持；胸腹腔淋巴结以边缘强化明显，这点特征在结核与肿瘤中均可以出现。因患者腹膜网膜超声提示网膜增厚，故行网膜穿刺活检，病理结果回报：肉芽肿性病变，结核可能性大。

确定诊断： 1. 结核性腹膜炎。2. 结核性胸膜炎。3. 胸内、肠系膜、腹膜后淋巴结结核。4. 十二指肠降段狭窄。5. 胆总管末端狭窄，ERCP 支架置入术后。

转入胸科医院抗结核治疗。抗结核治疗 4 个月后复诊，一般状况好，面色红润，体重增加 15 公斤，体力恢复，食欲良好，无发热，无呼吸困难，无腹胀。

辅助检查： 血常规：Hb120g/L。肝功：白蛋白 40g/L。肾功、离子、肿瘤标志物均正常。复查肺部 CT：右侧胸腔积液较前明显减少。腹部 CT（图 111）示无腹腔积液，腹膜后多发小淋巴结，较前明显减小。

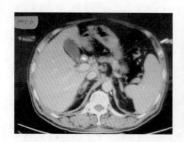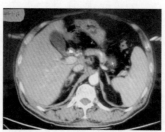

图 111　全腹增强 CT 示腹腔多发小淋巴结

病例分析

结核性腹膜炎（tuberculous peritonitis，TBP）是由结核杆菌引起的腹膜炎症，发病率仅次于肺结核和肠结核，任何年龄都可发病，以 20～40 岁最多见。结核性腹膜炎起病缓慢，临床早期诊断较为困难，易误诊。

结核性腹膜炎的临床表现：结核性腹膜炎多继发于其他部位结核，少数为邻近器官结核的直接播散，临床起病缓慢，全身症状主要有发热、食欲不振、乏力、盗汗、体重下降等，脐周或全腹不适

181

或钝痛，多数患者腹部有"揉面感"体征，有时可触及包块，腹水型的见腹水体征。

结核性腹膜炎的 CT 表现及病理基础：（1）结核性腹膜炎主要是由于腹膜充血、水肿，毛细血管扩张而致液体渗出和大量纤维蛋白渗出、沉着、腹膜纤维化或肉芽组织增生所致。CT 表现为，腹膜均匀增厚、腹膜上粟粒状病灶及腹膜结节，其中粟粒状病灶降低窗位和增大窗宽，更有利于显示该征象。当腹膜粟粒状小结节灶周围有渗出时，CT 表现为污迹腹膜。脏层腹膜增厚又称浆膜型肝结核，病理上主要是肝包膜上发生粟粒性结核灶或包膜增生肥厚。（2）大网膜增厚主要是由于结核杆菌感染引起渗出、增殖、干酪样病变所致。CT 表现为大网膜呈饼状增厚、结节状或污迹状改变。（3）肠系膜增厚呈条索状、结节状改变。（4）腹水。以高密度、少量腹水多见。其原因是结核性积液中蛋白含量和细胞成分高所致。低密度腹水有人认为是结核病腹膜炎的早期。腹水表现为肝周、脾周、双侧结肠旁沟，以及盆腔多部位或局限性液体积聚。（5）腹腔淋巴结肿大。表现为肠系膜根部或腹主动脉旁淋巴结肿大。

结核性腹膜炎的超声诊断：作为一种快速廉价的诊断手段，腹部超声在诊治结核性腹膜炎时应用广泛。虽然腹部超声无法最终确诊结核性腹膜炎，却能为我们临床诊断提供诸多线索。腹水是最常见的腹部超声结果，可见于结核性腹膜炎患者。当腹水量少时，可局限于肝肾间隙、脾周、盆腔等部位；中大量腹水时多数为游离性腹水，肠管漂浮其中，而且由于其腹水渗出液的特性，腹水可能出现点状、絮状回声增强，呈现非均质腹水，有时甚至呈现"腹水分隔征"。其他有诊断意义的超声征象包括大网膜、腹膜、肠系膜增厚，及肠管粘连所致的特征性的"肠管聚集征"。其他的超声征象还有淋巴结肿大，常见的部位包括腹膜后淋巴结肿大，肠系膜根部、肝门部、胰腺周围、腹主动脉旁等部位淋巴结肿大，超声表现为类圆形低回声结节，形态规则。并且超声引导下穿刺活检可以给临床医生提供病理诊断，更有诊断价值。

结核性腹膜炎的治疗：经病理证实结核的需进行系统抗结核治疗，对于在无法鉴别的情况下，初步除外癌性腹膜炎可以试验性抗结核治疗。

该患者从发病到确诊整个病程长达 2 年余，从 2 年前的肺门淋巴结增大，曾怀疑过肺结核，但患者未系统治疗，此后病情进展缓慢。1 年 8 个月后患者出现梗阻性黄疸，行腹部 CT 及超声提示腹腔多发肿大淋巴结，胆总管下端狭窄，不能除外肿瘤所致，完善 ERCP 并置入支架一枚解决胆总管梗阻问题，术后狭窄部病理提示炎症改变。此后患者因腹水、胸水再次住院，住院时患者处于慢性消耗状态，行腹部 CT 仍提示多发肿大淋巴结，腹部超声提示腹膜增厚，结合既往胆道狭窄，不除外肿瘤的病史，仍考虑患者肿瘤不除外，但亦不能排除结核，故在患者及家属的积极配合下行腹膜穿刺活检，最终病理提示肉芽肿性改变，考虑为结核性腹膜炎，合并结核性胸膜炎，并且经过抗结核治疗后好转。

病例点评

结核性腹膜炎与癌性腹膜炎两者在临床上都比较多见，但两者在临床表现却多样而无特异性，尤其对于缺乏原发肿瘤病史者，容易被误诊。超声、CT 在腹膜炎诊断方面的优势颇受临床肯定，但是腹膜炎发病涉及器官众多，损伤区域较为广泛，影像重叠现象较为常见，给临床确诊和病变分型等带来了很大的难度。

对于腹膜炎伴有腹膜网膜增厚的病例，腹膜网膜穿刺活检及病理诊断给临床医生提供了很大的帮助。本例病人在第三次于我院住院时腹膜网膜超声提示网膜增厚，且网膜穿病理回报肉芽肿性改变，最终确诊结核，并且经抗结核治疗有效。这样的病例在临床上很多见，因此临床医生一定要细心的询问病史，耐心的与患者沟通，有责任心的分析每一个化验报告与结果，这样才能做到早诊断、早治疗。

参考文献

1. 贾社星，王广才，张强，等. 结核性腹膜炎的 CT 影像表现及病理基础. 中国医学创新，2013，10（12）：70 - 71.
2. 赵文静，张义侠，王学梅，等. 结核性腹膜炎超声声像图分析. 中国医科大学学报，2010，39（3）：218 - 220.

（王宁宁　李异玲　整理）

031 结核性腹膜炎一例

📋 病历摘要

　　患者男性，46 岁，略肥胖。患者以"腹胀伴发热 20 余天为主诉"入院。患者 20 余天前无明显诱因出现腹胀，腹围增大。伴发热，体温最高可达 38.8℃，有盗汗，无咳嗽咳痰。予三代头孢类抗生素抗感染治疗 10 天无效收入我院。病来食欲减退，无腹痛，无胃灼热反酸，无恶心呕吐，无口腔溃疡。二便正常。

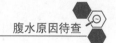

既往史：健康。

查体：神志清楚。双肺听诊呼吸音清，未闻及干湿啰音。心律齐，未闻及病理性杂音。全腹膨隆，柔韧感，无压痛、肌紧张及反跳痛。移动性浊音阳性。肠鸣音正常。双下肢指压痕阴性。

辅助检查：血常规 WBC $5.7 \times 10^9/L$，NE% 66.9%，HB 89g/L，PLT $312 \times 10^9/L$。血沉 31mm。肿瘤系列：CA12-5 945.40U/ml，余均正常。腹水化验：细胞数 $580 \times 10^6/L$，淋巴细胞比率65%，李凡他实验阳性。彩超：肝脏增大，实质回声均匀。门脉主干内径约 1.38cm。胆囊壁增厚0.6cm，腹腔内见深约 7.5cm 积水。上腹部网膜增厚，左上腹右侧与腹壁粘连。胸片：双肺纹理增强紊乱，以右下肺为著。PET/CT：1. 右侧颈部，纵隔内，隔上，腹腔内，右侧腹股沟淋巴结影，代谢增高。2. 右侧胸肋关节，胸骨旁，右肺门软组织代谢增高。3. 腹膜网膜增厚，代谢增高。4. 脾大。标准化摄取值（standardized uptake values，SUV）最高不超过10。

两次腹水查瘤细胞并行免疫组化结果：CK19（＋＋），CA19-9（＋＋），查到腺癌细胞（图112）。

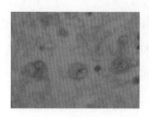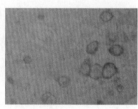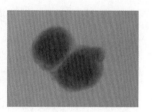

图112 细胞免疫化学镜下所见

网膜腹膜活检术，术后病理报告：可见多个结核结节。上皮样细胞及淋巴细胞增生，可见朗汉斯巨细胞。诊断：（网膜）结核（图113）。

出院诊断：结核性腹膜炎。建议抗结核治疗后复查。该患者出院后经胸科医院系统抗结核治疗3个月后好转出院。

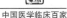
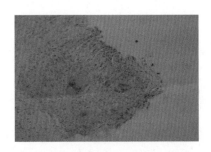

图113　网膜病理镜下所见（HE×100）

病例分析

结核性腹膜炎可发生于任何年龄，但以20～40岁为最多，占61.5%～78.5%。女性多于男性，男女比例为1∶（1.14～1.8）。生活贫困、酗酒、使用激素或免疫抑制剂、慢性肾功能衰竭行移动性腹膜透析患者和艾滋病感染者易患本病。

PET/CT中SUV值在炎性或恶性肿瘤病灶均可升高。但对部分分化较好的肿瘤，如肝细胞癌、前列腺癌、肾透明细胞癌、胃肠道黏液癌或印戒细胞癌等可出现低SUV而存在假阴性。对于炎性细胞、结核细胞也可摄取^{18}F-脱氧葡萄糖，产生假阳性。在肉芽肿病好发的国家，PET/CT对于纵隔淋巴结缺乏特异性和敏感性。PET/CT的分辨率和灵敏度较一般的核医学方法高出很多，但本质上，其仍是一种低数据、低分辨率的显像方法。对于过小病灶无法显示，或受部分容积效应影响，亦可以造成假阴性结果。对肿瘤转移的淋巴结诊断，要求直径大于0.5cm。故对于鉴别结核与肿瘤方面并不理想。该患者的PET/CT见周身多处淋巴结影，代谢增高，SUV值最高不超过10，无法明确鉴别其良恶性。

结核性腹膜炎腹水为草绿色或黄色渗出液，静置后自然凝固，少数呈血性。比重一般超过1.016，蛋白含量在30g/L，白细胞计

数超出 $5 \times 10^6/L$，以淋巴细胞为主。本病腹水的一般细菌培养阴性，浓缩找到结核杆菌的阳性机会很小，结核菌培养的阳性率也低。恶性腹水亦可为黄色渗出液，或为血性，在细胞分类中以淋巴细胞为主，与结核性腹膜炎腹水难以鉴别。腹水腺苷脱氨酶（ADA）在结核性腹膜炎腹水中具有很高的活性，可超过 45U/L，对结核性腹膜炎腹水诊断的敏感性及特异性很高，对于良恶性腹水具有显著的鉴别意义，但不能作为金标准。

在常规腹水细胞学检验中，恶性肿瘤的阳性检出率较低，难以判定腹腔积液的性质，而将腹水进行离心后，将沉渣制成薄片染色可大大提高恶性胸腹水的阳性检出率。恶性肿瘤的临床检验中，腹腔恶性积液的产生主要与恶性肿瘤及恶性肿瘤的转移引起淋巴引流所致。因此，当恶性肿瘤直接在腹腔中或已经侵入胸腹膜时，恶性肿瘤的胸腹水检验结果容易呈阳性表现。细胞免疫组化是提高恶性肿瘤胸腹水阳性检出率的一项重要手段，其不仅有助于良恶性的判断，而且对常规涂片中难以鉴别的间皮细胞和转移性腺癌的识别有重要的参考作用。应用细胞块做免疫细胞化学检测，定位准确可靠、背景清、可重复性高，但其影响因素较多。CK19 主要分布在肺泡上皮、肠上皮等，这些细胞癌变时可释放 CK19 进入体液。CA19－9 是以人结肠癌 SW116 为免疫原制备的单抗 OC199 所识别的抗原，不仅存在消化系统恶性肿瘤组织中，同时在卵巢癌、子宫癌、前列腺癌及肺癌等患者的血清和体液中也可升高。但 CK19、CA99 亦可存在假阳性，某些幼稚细胞或变异细胞表达假基因的干扰，组织特异性基因异位组织中的非法转录和 PCR 产物污染等原因。所以在诊断上亦给了一个误导。

以上检查手段均很难鉴别良恶性腹水性质。目前临床上常采用腹膜活检或腹腔镜下活检作为结核性腹膜炎疑似病例最可靠的确诊手段。

病例点评

　　对于结核性腹膜炎疑似病例过去常采取实验性抗结核治疗，其中有部分腹膜结核患者对实验性抗结核治疗药物耐受或反应差而延误诊断和治疗。经腹水行细胞学检查阳性率较低，可受多种因素干扰出现假阳性或假阴性结果。血和腹水肿瘤标志物检查敏感性和特异性有限。PET/CT 不适合应用于鉴别结核及恶性肿瘤病灶。目前认为腹膜活检或腹腔镜下活检才是结核性腹膜炎疑似病例最可靠的确诊手段。组织学病理的准确率明显高于腹水常规细胞学检查。

（佟　静　整理）

以消化系统症状为首发的其他系统疾病

032 以糖类抗原 19–9 升高为首发表现的肺腺癌一例

病历摘要

患者男性，50 岁，以"体检发现糖类抗原 19–9（CA19–9）升高 2 个月"为主诉入院。患者于 2014 年 11 月体检发现肿瘤标志物升高，CA19–9 908.3u/ml，癌胚抗原（CEA）105.2ng/ml，CA15–3 30.2u/ml，甲胎蛋白（AFP）正常，伴咳嗽，咳少量白痰，无食欲不振、厌食、乏力等全身症状，就诊于当地医院，肺 CT 示：右肺内多发索条影，局部呈树丫状改变，支气管扩张影像改变，右肺上叶胸膜局部增厚（图114），胃肠镜、肝胆脾CT平扫、胰腺CT、磁共振胰胆管造影（MRCP）检查未见异常。当地医院检查未发现引起CA19-9、CEA等升高的原因，转入我院进一步诊治。

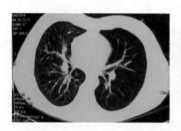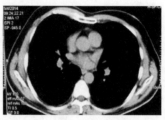

图114　肺CT示：右肺内多发索条影，局部呈树丫状改变，
支气管扩张影像改变，右肺上叶胸膜局部增厚

患者既往体健，否认吸烟史，否认肝炎、结核等传染病史，以及食物、药物过敏史。

入院后查肿瘤标志物： CA19-9 907.50u/ml，CEA 88.8ng/ml，CA12-5 113.60U/ml，CA15-3 34.38U/ml，AFP、神经元特异性烯醇化酶（NSE）、前列腺特异性抗原（PSA），以及其他生化指标均正常。肺增强CT检查示（图115）：右肺见多发斑片影及小结节影，双肺见索条影；右肺部分支气管管壁增厚，异常肺门增大，其内见肿大淋巴结；增强扫描未见异常强化灶。全腹增强CT示（图116）：肝内多发小囊肿，余部位未见异常。进一步完善PET/CT：（1）右肺下叶近肺门结节影，代谢增高；（2）右肺门及纵隔内淋巴结代谢增高，腹膜后淋巴结代谢增高；（3）右肺多发小结节，无代谢增高；（4）右肺多发支气管扩张，双肺条索影，右肺胸膜略增厚。综合以上检查及患者临床症状，CA19-9升高与肺部疾病关系较密切，为进一步明确诊断，获得病理学证据，完善支气管镜病理检查及肺泡灌洗，结果回报冲洗液、痰液（图117）、支气管刷片（图118）未见异常。支气管（肺）活检（图119）结果符合腺癌。

笔记

肺内肿大淋巴结活检（图120）考虑转移性腺癌。患者明确诊断为肺腺癌（T4N2M0 ⅢB期），遂转至肿瘤内科，化疗前肿瘤标志物（2015年2月3日）示：CA19 - 9 > 1000u/ml，CEA106.5ng/ml，CA12 - 5 270.5U/ml，CA15 - 3 36.95U/ml。完善EGFR突变基因的检测，结果回报阴性，给予培美曲塞 + 顺铂（PP）方案化疗（2015年2月3日），具体剂量为：培美曲塞（力比泰）910 mg d1，顺铂70mg d1、66 mg d2静脉滴注。3个月后（2015年4月27日）复查肿瘤标志物：CA19 - 9 156u/ml，CEA 16.7ng/ml。患者咳嗽、咳痰明显好转，肺增强CT示右肺弥漫间质性改变，右肺多发小斑片影及小结节，双肺陈旧性病变。此后，患者单用培美曲塞化疗7个疗程（每疗程间隔21天）。5个月后（2015年6月28日）复查肿瘤标志物降至正常水平，CA19 - 9 24u/ml，CEA 3.8ng/ml，总结患者化疗前后肿瘤标志物动态变化（表4）。复查肺增强CT示：右肺改变，对比2015年4月份旧片未见明显改变（图121），目前仍在密切随访监测中。

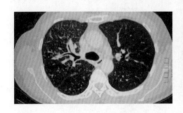
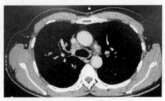

图115　肺增强CT示：右肺见多发斑片影及小结节影，双肺见索条影；
右肺部分支气管管壁增厚，异常肺门增大，其内见肿大淋巴结

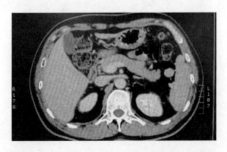

图116　全腹增强CT示：肝内多发小囊肿，余部位未见异常

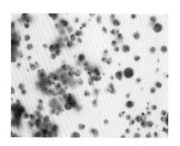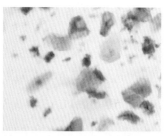

图 117　支气管镜肺泡灌洗：冲洗液、痰液可见炎性细胞，
未见典型瘤细胞（巴氏染色 ×40 倍）

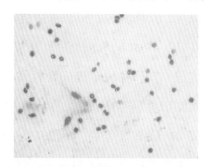

图 118　支气管刷片：见纤毛柱状上皮细胞（巴氏染色 ×40 倍）

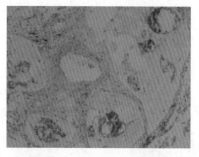

图 119　支气管（肺）活检：癌细胞呈团块分布，异型性明显，
免疫组化结果符合腺癌（HE 染色 ×100 倍）

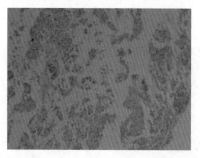

图 120　肺内肿大淋巴结活检：见少量散碎异性细胞团，免疫组化
符合转移性腺癌（HE 染色 ×100 倍）

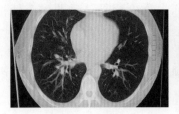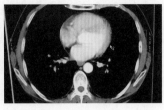

图 121　肺 CT：右肺可见小斑片影及小结节

表 4　病程中不同时间点肿瘤标志物的变化

时　间	CA19－9 （U/ml）	CEA （ng/ml）	CA12－5 （ng/ml）	CA15－3 （ng/ml）
2014－11－05	908.3	105.2	—	30.2
2015－01－09	907.5	88.8	113.6	34.38
2015－02－03 （化疗时）	＞1000	106.5	270.5	36.95
2015－04－27 （化疗后 3 个月）	156	16.7	12.7	—
2015－06－28 （化疗后 5 个月）	24	3.8	5.9	—

病例分析

　　肺癌是最常见的恶性肿瘤之一，高居癌症死因第一位，仅 2012 年新发病例就达 180 万人次，死亡病例达 160 万人次。早期肺癌症状与体征不明显，往往被忽视，诊断率不足 15%，当出现典型症状时多进展至晚期，错失了根治性手术的机会，虽可以进行放、化疗，但疗效和预后差，总的 5 年生存率仅 13% ~ 15%。因此，早发现、早诊断、早治疗是降低肺癌死亡率的重要策略。虽然病理组织活检是确诊肺癌的金标准，但具有一定的有创性和潜在风险，不能用于动态观察和随访。血清肿瘤标志物检测是一种非侵入性检查方法，创伤小，标本容易获得，具有很高的应用价值，成了恶性肿瘤患者早期筛查、术前评估，以及预后随访的重要指标。本病例患者发病无明显症状及体征，仅以血清肿瘤标志物升高为特点，CA19-9升高为最初表现，其他肿瘤标志物 CEA、CA12-5 水平同时增高，最终确诊为肺腺癌，治疗过程中动态监测肿瘤标志物水平，从而为诊断治疗提供了依据。

CA19-9 是一种粘蛋白型的糖类蛋白肿瘤标志物，为细胞膜上的糖脂质，在血清中它以唾液粘蛋白形式存在，分布于正常胎儿胰腺、胆囊、肝、肠和正常成年人胰腺、胆管上皮等处，是存在于血液循环的胃肠道肿瘤相关抗原，作为结直肠癌和胰腺癌的标志物，主要应用于消化道性肿瘤的诊断，近年来研究发现，CA19-9 也存在于其他恶性肿瘤中，如肺癌、卵巢癌等，其抗原具有广谱性，可应用于多种肿瘤的检测。CEA 是一种胚胎组织产生的糖蛋白，在成年人主要由胃肠道、胰腺、肝脏组织分泌，通常认为是与消化道肿瘤关系最密切的肿瘤标志物。近年来，研究认为 CEA 在肺恶性肿瘤诊断中也具有重要意义，能够监测个体对治疗的应答，以及早期发现恶性肿瘤的复发。CA12-5 是由胚胎组织及间皮组织产生的糖蛋白，合成并储存于细胞内，当组织恶变或肿瘤浸润引起组织结构破坏时释放入血，临床上主要用于卵巢癌的筛查、疗效观察和预后判断，近年来研究发现，CA12-5 在多种恶性肿瘤中水平显著升高，可能是肺癌预后不良的标志物。肿瘤标志物升高的机制目前尚不明确，近年来研究认为，肺腺癌细胞可直接生成 CA19-9、CEA、CA12-5 等肿瘤相关糖链抗原，正常人因细胞间连接和基膜的作用而无法释放入血中，当组织恶变或浸润性肿瘤破坏组织结构时，肿瘤相关糖链抗原释放入血，从而引起血清肿瘤标志物的升

笔记

高。然而，考虑到肺癌组织起源的复杂性，以及肿瘤抗原的异质性，单一的肿瘤标志物检测往往存在一定的局限性，从而降低了肿瘤标志物在肺癌诊断中的价值。多个肿瘤标志物的联合检测，其敏感性和特异性均较单一检测明显提高。Ghosh 等发现，肺癌患者支气管灌洗液中 CA19 – 9、CEA、CA12 – 5 水平显著升高，血清 CA15 – 3 水平显著升高，其联合检测可能提高肺癌的诊断率。沈等发现肺腺癌以 CA19 – 9、CEA、CA12 – 5 和 CA15 – 3 水平升高最为显著，4 项肿瘤标记物的联合测定对 85 例肺腺癌的敏感性为 95.29%、特异性为 75.23%、准确性为 83.76%，较单一肿瘤标记物明显增高。因此血清 CEA 和糖链抗原（CA12 – 5、CA19 – 9 和 CA15 – 3）水平的联合测定，明显提高诊断肺腺癌的敏感性和准确性，可以作为高危人群或体检筛查的指标。对于影像学支持肺腺癌但组织细胞学不易确诊的患者，联合检测血清肿瘤标志物对于肺腺癌诊断会有很大的帮助。

🩺 病例点评

　　恶性肿瘤的发病率及死亡率逐年攀升，有效的早期筛查和诊断方法是提高患者生存率的重要策略，但恶性肿瘤早期往往无典型症状，且常用的 CT 等影像学检查难以发现，大大降低了恶性肿瘤早期发现的可能性。

　　在临床工作中，一旦发现肿瘤标志物的升高，要引起高度重视并定期监测其水平的变化，并结合影像学及组织病理学手段对疾病进行早期诊断和干预。肿瘤标志物的产生并无器官特异性，单一肿瘤标志物升高并不能单一指向某一器官的恶性肿瘤的发生。恶性肿瘤的发生是一个多基因、多因素的复杂过程，其生物学行为与组织病理类型、遗传异质性等因素相关，因此单一的肿瘤标志物检测敏感性及特异性均不高，联合检测是能够明显提高恶性肿瘤早期诊断的敏感性及特异性的有效方法。

PET/CT 虽然可以早期发现恶性肿瘤，但是由于 FDG 是葡萄糖代谢显影剂而非肿瘤特异性示踪剂，因此在诊断中仍存可能出现一定的假阳性及假阴性率。因此，在临床工作中一定要重视病史，并且结合其他影像资料、血清学检测结果综合分析 PET/CT 的结果，必要时临床随访观察或进一步检查以确定诊断。

参考文献

1. Fiorentino F P, Macaluso M, Miranda F, et al. CTCF and BORIS regulate Rb2/p130 gene transcription：a novel mechanism and a new paradigm for understanding the biology of lung cancer. Mol Cancer Res. 2011 Feb，9（2）：225－233.

2. Isaksson S，Jönsson P，Monsef N，et al. CA 19－9 and CA 125 as potential predictors of disease recurrence in resectable lung adenocarcinoma. PLoS One. 2017，12（10）：e0186284.

3. Ghosh I，Bhattacharjee D，Das A K，et al. Diagnostic Role of Tumour Markers CEA，CA15－3，CA19－9 and CA12－5 in Lung Cancer. Indian J Clin Biochem. 2013，28（1）：24－29.

4. 沈粉秧. 肺腺癌患者血清 CEA 和糖链抗原肿瘤标记物联合测定的临床意义. 临床肺科杂志. 2014，19（9）：1667－1669.

（陈莫耶　李异玲　整理）

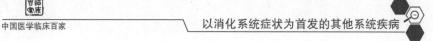

033 以急性胰腺炎为首发症状的胸腺原始神经外胚层肿瘤一例

病历摘要

患者女性，17 岁，以"上腹部疼痛 1 个月，加重半个月"为主诉，于 2013 年 1 月 8 日入院。

现病史：患者 1 个月前无明显诱因出现上腹部疼痛，为胀痛，无放散，持续不缓解，进食后疼痛加重，并伴恶心、未吐，就诊于当地医院行胃镜检查诊断为"糜烂性胃炎"，并给予"奥美拉唑"抑酸药物治疗，自觉症状稍好转。半个月前患者进食晚餐后出现呕吐，呕吐物为胃内容物，无鲜血，无胆汁等，伴上腹部疼痛，呈刀割样，难忍受，就诊于当地医院，化验血尿淀粉酶升高，腹部 CT 提示"胰腺炎性改变并有胰腺假性囊肿形成"，后以"急性胰腺炎"为诊断收入病房。病来患者间断发热，体温最高达 39℃，无寒战，时间不固定，无咳嗽咳痰，略觉胸闷气短，患者精神状态可，睡眠欠佳，小便正常，大便平均 3～4 天排便 1 次，近 1 个月体重下降 2～3 公斤。

既往史：否认肝炎结核病史，否认肝胆疾病史。

体格检查：T 37.5℃，P 84 次/分，R 16 次/分，BP 112/76mmHg。阳性体征：腹部膨隆，腹型对称，未见胃肠型，左上腹部柔韧感，压之饱满，有压痛，无反跳痛及肌紧张，肝脏肋下未触及，Murphy 征阴性，可触及脾大，肋下平脐，Ⅱ硬，无触痛，移动性浊音（－），肠鸣音3~4次/分，未闻及气过水音及高调肠鸣音，双下肢无浮肿。

辅助检查：血常规：WBC 12.52×10⁹/L，粒细胞比例75%，血清淀粉酶：243U/L（正常值：酶速率法37℃，20~90U/L），血清脂肪酶：455U/L（正常值：酶速率法37℃，0~110U/L）。PPD阴性，病毒抗体系列阴性，骨穿未见特征性血液病改变。腹水查瘤细胞：见多量淋巴细胞伴上皮不典型增生，未见肿瘤细胞及抗酸杆菌。肺部增强CT（图122）：上纵隔胸腺区另见一椭圆形软组织密度影，大小约3.7cm×2.4cm，平扫CT值44HU，增强扫描轻度强化，CT值60HU左右，边缘不光整，周围可见多发的软组织密度影。结论：胸腺区占位伴纵隔内多发淋巴结肿大融合左侧胸膜广泛侵犯，恶性占位病变可能大，建议活检，左侧胸腔积液。全腹增强CT（图123）：胰腺大小形态可，密度均匀，胰管轻度扩张，胰腺周围可见索条影及液体密度影。腹盆腔内可见大量积液征象。腹腔内可见多发增大淋巴结影，最大者约2.2cm×2.6cm，与胰腺分界不清，增强扫描后强化减低，CT值59HU。脾大，密度均匀，周边可见直径约1.0cm，密度及强化方式同脾，腹膜及肠系膜增厚并可见结节影。PET/CT检查：胰头颈区软组织密度肿块影，内部密度不均，代谢增高，考虑恶性病变；纵隔内、左侧胸膜软组织密度影，腹、盆腔内及右侧盆底软组织密度肿块影，及腹膜增厚，代谢增高，考虑为恶性病变。左肺下野软组织密度影，代谢增高，恶性病变可能性大，左肺门淋巴结影，代谢增高，左侧腋窝淋巴结影，代谢略增高。于2013年1月17日，超声引导下行纵隔胸腺区穿刺（图124）：穿刺部位上纵隔胸腺区，大小约3.7cm×2.4cm。患者取平卧位，超声引导下定位左前胸作为穿刺途径。常规碘酒酒精消毒皮肤，铺无菌孔巾，2%利多卡因3ml局麻，HIVISIONPreirus彩色多普勒超声实时引导下进 16G 穿刺针，深度约 1.5cm，取出 3 条组织。于 2013 年 1 月 23 日镜下病理及免疫组化染色结果（图125）：CK（－），CD5（－），VIM（＋），CD3（－），CD20（－），TdT（－），PAX－5（－），Bcl－2（＋），Ki67（＋＞75%），MPO（－），SY（－），CD99（－），CD79a（－），CD117（＋），CD34（－），S－100（－），NSE（＋）。

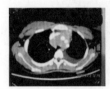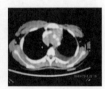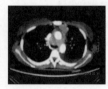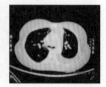

图 122　肺部增强 CT

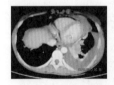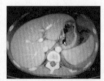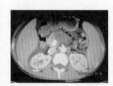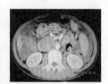

图 123　全腹增强 CT

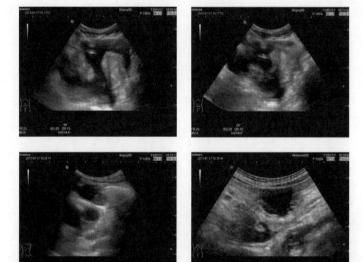

图 124　超声引导下行纵隔胸腺区穿刺

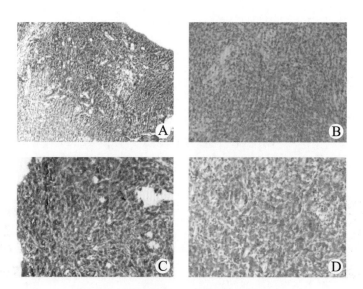

图 125　镜下病理及免疫组化染色结果

注：A：免疫组化：肿瘤细胞圆形或椭圆形，成片状或条状排列；B：CD99 阴性，未见肿瘤细胞胞浆有染色，免疫组化×200；C：CD117 阳性，可见 70% 肿瘤细胞胞浆有阳性染色，免疫组化×200；D：NSE 阳性，可见 90% 肿瘤细胞胞浆有阳性染色，免疫组化×200

诊断： 胸腺原始神经外胚层肿瘤（Ⅳ 期），考虑已多发转移，累及肺、纵隔、腹腔、盆腔等脏器。

治疗： 请胰腺外科会诊，考虑该肿瘤恶性度较高，侵袭面积广，手术风险高，不建议手术治疗，建议内科保守治疗，后转入肿瘤内科，采取 EP 方案化疗：依托泊苷 150mg，3 天。顺铂 30mg，3 天。

随访： 患者因家庭经济条件差及该病预后不佳，生存率低等多方面原因，未再进行放化疗治疗，于 2014 年 4 月 10 日死亡。

病例分析

1. 急性胰腺炎诊断是否成立？

①急性胰腺炎诊断成立，该病例临床表现剧烈而持续的上腹部

疼痛、伴恶心、发热，查体上腹部压痛，同时有血清、尿淀粉酶和血清脂肪酶升高，约 3 倍以上，影像学检查胰腺周围渗出，并有局部并发症胰腺假性囊肿形成。

②注意除外非胰源性腹部疾病，如急腹症（胆管疾病、消化道溃疡及穿孔、急性胃肠炎、急性阑尾炎、腹膜炎、肠梗阻）。其他疾病，如上腹部手术后、胰腺癌、糖尿病酮症酸中毒、肾功能不全、心衰、心肺复苏后、急性有机磷中毒、大叶性肺炎及肺癌、流行性腮腺炎、唾液腺化脓、服用镇痛剂、酒精中毒、巨淀粉酶血症等。

③非胰源性腹部疾病血淀粉酶升高的幅度差异大，但其下降迅速，很快恢复正常，且一般较少超过正常上限 2 倍。

④脂肪酶的升高可早于或晚于淀粉酶的升高，其升高的程度较大，血清脂肪酶的组织来源比淀粉酶少，所以血清脂肪酶的特异性大于淀粉酶，一旦脂肪酶升高则更有诊断意义。因此急性胰腺炎时应同时测定淀粉酶和脂肪酶。另由于脂肪酶升高持续的时间比较长，建议在急性胰腺炎的后期测定脂肪酶更有临床意义。

⑤淀粉酶活性升高的程度与胰腺损伤程度不成正相关，目前临床仍用淀粉酶作为急性胰腺炎诊断的首选指标，但其特异性和灵敏度都还不够高。当怀疑急性胰腺炎时，应对患者血清和尿淀粉酶活性连续作动态观察，还可结合临床情况、其他试验（如胰脂肪酶、胰蛋白酶）及影像学检查，共同分析，做出诊断。

2. 病因是什么？

需明确急性胰腺炎的病因：①胆系结石。②酒精性。③代谢性，高钙血症、高脂血症。④手术后。⑤胰腺癌。⑥药物。

其他少见病因：遗传性胰腺炎、自身免疫性胰腺炎、胰腺分裂、囊性纤维化等。本患为年轻女性，既往无肝胆疾病史，无饮酒史，临床诊断为重症胰腺炎，且伴有脾大、少量胸腔及腹腔积液，胰腺炎不能很好地解释患者的全貌。能否用一元论解释该患者的多种临床表现？后行 PET/CT 及超声引导下上纵隔胸腺区包块穿刺活检，病理及免疫组化最终确诊为：胸腺原始神经外胚层肿瘤（Ⅳ期），考虑已多发转移，累及肺、纵隔、腹腔、盆腔等脏器。

原始神经外胚层肿瘤（primitive neuroectodermal tumor，PNET）是起源于原始神经管胚基细胞的未分化的高度恶性肿瘤，主要由原始神经上皮构成，具有多向分化的潜能。PNET 根据发生的部位可分为中枢性（cPNET）和外周性（pPNET）两种。虽然近年来 pPNET 的报道逐渐增加，但原发于纵隔胸腺的 pPNET 报道较少，原始神经外胚层肿瘤 PNET 是一组来源于外周神经系统的小圆细胞肿瘤，恶性程度高、侵袭性强，可能起源于神经嵴胚胎迁移细胞，发病率低，但各年龄组均可发病，多发生于儿童和青少年，5～20岁常见，男性多于女性，绝大多数发生在躯干及软组织，也可发生在肾脏、胰腺、骨、眼眶、腮腺、心脏、鼻窦、后纵隔、睾丸、淋巴结、子宫、骨盆、食道壁、膀胱及直肠等部位。临床表现依其发生部位、肿瘤大小、有无侵犯周围器官和是否发生转移而不同，易发生远处转移且转移迅速，肺、胸膜及骨转移常见。PNET 属于高度恶性的肿瘤，极具浸润性，易局部复发和远处转移，手术切除不易彻底，单纯放疗疗效亦较差，目前常采用综合治疗模式：手术＋放疗＋综合化疗。由于 PNET 侵袭性强，易远处转移，最终可能无法通过手术根治性切除肿瘤，术后给予化疗或放疗，可以减少复发或转移风险，有助于提高术后放疗或化疗效果。但目前尚无标准化疗方案，常用的化疗方案主要是包括长春新碱、阿霉素和环磷酰胺

笔记

及交替使用异环磷酰胺和依托泊苷的联合化疗。总体来说，PNET的预后不是很理想，平均病程约 12~20 周，确诊后 3 年生存率为50%，影响预后的因素主要有：肿瘤大小、远处转移、年龄因素、初治效果不佳等。

病例点评

1. 急性腹痛的临床诊断过程中，当遇到伴有血清淀粉酶升高的腹痛患者，不能简单地诊断为胰腺炎，其他一些非胰源性腹部疾患也可以引起血淀粉酶的升高，因此鉴别胰源性与非胰源性淀粉酶升高具有重要临床意义。对该类患者必须动态观察，并结合影像学检查，如胰腺 B 超检查、CT，必要时做剖腹探查以明确诊断，避免误诊、误治。

2. 尤其对于年轻患者，有恶性疾病漏诊的可能性，当出现与诊断不相符的临床表现时，要注意排查其他原因。

3. 超声引导下对肿块穿刺进行病理活检，可了解肿瘤的大小、位置及肿瘤和周围组织的关系、浸润程度，并根据肿瘤的内部回声特征推断其性质，具有简单、实用、安全的特点，值得临床医生推广使用。

（杜亚奇　整理）

034 以大网膜转移症状为首发表现的肺癌一例

病历摘要

患者男性，74 岁，因腹部胀痛伴腹泻 1 个月入院。

患者于入院前 1 个月无明显诱因出现全腹痛，为持续性胀痛，不伴恶心、呕吐，无反酸、胃灼热、胸闷、气短、咳嗽、咳痰、咯血、胸痛、发热、盗汗，无双下肢水肿及尿少，无明显体重下降，排便约 10 次/天，为黄色稀水样便，无黏液及脓血。入院半个月前在当地医院就诊，胃镜检查见胃窦处多发溃疡，最大径约 0.5cm。病理学检查为慢性炎性反应伴肠上皮化生及糜烂。结肠镜检查见直肠、乙状结肠黏膜充血、水肿，病理学检查为慢性炎性反应。肝胆胰脾超声示慢性胆囊炎，肝多发囊肿，双肾多发囊肿，腹腔少量积液。胸部 X 线正侧位片未见异常。当时诊断为"胃溃疡、慢性结肠炎、慢性胆囊炎、肝多发囊肿、双肾多发囊肿"。予泮托拉唑钠、铝碳酸镁、复方谷氨酰胺、消炎利胆片等治疗，治疗后 2 周腹泻症状好转，排便 5～6 次/天，但腹部胀痛逐渐加重，故转我科室就诊。

患者既往无胃肠病史，无肺结核、硅沉着病、肺尘埃沉着病等肺部慢性疾病史，无放射性物质及煤焦油、沥青、石油、石棉、芥子气等物质接触史，无肝炎及大量饮酒史，嗜烟史 40 年，20 支/天，未戒烟。

体格检查：T 36.5℃，P 80 次/分，R 16 次/分，Bp 105/60mmHg（1mmHg = 0.133kPa）。全身浅表淋巴结无肿大。心肺未见异常。全腹压痛，伴轻度肌紧张，无反跳痛，肝脾肋下未及，移动性浊音阳性，肠鸣音 3 次/分。血常规：白细胞 7.35×10^9/L，中性粒细胞 75%，肝功：GGT 65U/L，ALB 35.2g/L，血清肿瘤标志物：CEA 488μg/L，CA12 - 5 192μg/L，CA15 - 3 > 300U/L。腹水常规检查为渗出液，未发现瘤细胞。正电子发射计算机断层扫描（positron emission computed tomography，PET）可见右肺尖结节影（图126A），约 1.47cm × 1.64cm，周围可见毛刺，腹腔大量积液，大网膜及肠系膜增厚（图126B）。在超声引导下，行大网膜穿刺活组织检查术，病理学检查结果为腺癌。免疫组织化学检查发现，TTF-1、CK7、Ki67 均阳性，CK20 阴性（图127），故诊断为原发性肺癌大网膜转移。大鼠肉瘤病毒转化基因突变检查未发现突变，表皮生长因子受体（epidermal growth factor receptor，EGFR）突变检查发现第19、第20、第21外显子均为野生型，无突变，第18外显子 2305 位由 G 突变为 T。对患者采用积极化学疗法及对症营养支持治疗，但是确诊后仅生存 60 天。

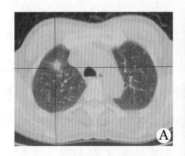 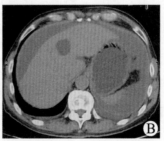

图126 患者正电子发射计算机断层图像

注：A：右肺尖结节影。B：腹腔积液，大网膜增厚

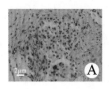 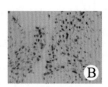 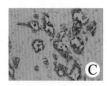 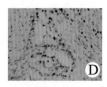

图 127   患者大网膜的活组织穿刺的病理学检查和
免疫组织化学检查结果 ×400

注：A：活组织穿刺的病理学表现（苏木精－伊红染色）；B：甲状腺转录因子－1 阳性表达（免疫组织化学染色）。C：细胞角蛋白 7 阳性表达（免疫组织化学染色）。D：Ki67 阳性表达（免疫组织化学染色）

病例分析

　　肺癌是目前临床常见的恶性肿瘤之一，其发生与吸烟、大气污染、遗传、免疫及肺部慢性疾病等因素相关。早期症状有咳嗽、咯血、胸痛、低热等，晚期可有声音嘶哑、面颈部水肿、气促、胸腔积液等癌肿压迫邻近器官组织或转移灶的相应症状。原发性肺癌可发生肺内和（或）远处转移，远处转移多经血行、淋巴管转移至骨、肝、脑、肾、肾上腺、皮肤等部位。在肺癌消化系统转移中，以肝脏转移较为多见，小肠、胃、结肠转移较为少见，食管、十二指肠、直肠、阑尾、胰腺、腹膜后转移罕见。

　　肺癌消化系统转移早期常无症状，有症状的患者根据转移部位的不同，症状有所不同，肝转移主要表现为右上腹胀痛，肠道转移主要表现为腹胀、腹痛、排气和排便停止、腹泻、便血等，胃、十二指肠转移主要表现为上腹部疼痛、呕血、黑便等，食管转移主要表现为进行性吞咽困难，胰腺和腹膜后转移主要表现为上腹痛伴腰痛，阑尾转移主要表现为右下腹痛。肺癌消化系统转移因症状无特异性，诊断较为困难，CT、PET/CT、内镜等检查有助于诊断。CT 征象包括局限性肠壁增厚、肠腔内肿物、淋巴结肿大等。PET/CT

 笔记

对无症状转移灶的检出和肺癌患者的全身转移评估更有意义。内镜活组织病理学检查具有确诊意义，诊断除了常规的 HE 染色外，还应行 TTF－1、CK7、CK20、尾型同源转录因子 2（caudal type homeobox 2，CDX2）等免疫组织化学检查，TTF－1、CK7 阳性且 CK20 阴性支持原发性肺癌转移至消化系统，TTF－1、CK7 阴性且 CK20 阳性支持肠道来源。

肺癌消化系统转移患者的处理原则是早期发现、早期诊断、个体化治疗，有症状的患者，尤其是出现消化道出血、梗阻或穿孔的患者，可行消化道姑息性手术，术后全身系统治疗，以改善肺癌患者的生存质量，延长其生存时间。肺癌消化系统转移为疾病的终末期，预后差，Lee 等报道的 21 例肺癌消化道转移患者，其中位生存期仅为 2.8 个月。

病例点评

本例患者为老年男性，既往无肺部慢性疾病史。嗜烟 40 年，无明显呼吸道症状，无肿瘤消耗表现，首发症状为消化系统表现，PET/CT 提示右肺尖可见结节影，周围可见毛刺，大网膜增厚，大网膜活组织穿刺的病理学检查和免疫组织化学检查结果支持原发性肺癌大网膜转移。虽经积极化学疗法及对症营养支持治疗，确诊后仅生存 60 天，患者自出现症状、诊断至死亡的时间仅 3 个月。所以，在接诊腹痛、腹泻待查患者时，不能只关注胃肠道，至少要进行全腹 CT 和肺 CT 检查，如发现大网膜增厚，则建议完善大网膜活组织检查，这样才能避免误诊和漏诊。

参考文献

1. 段建春，刘叙仪，王洁，等．非小细胞肺癌肺内转移预后分析．中国肺癌杂志，2006，9：530－535.

2. 郭占林，韩巴特尔，王宇飞. 肺癌消化道转移的诊治现状. 中国肺癌杂志，2011，14：69 – 71.

3. Lee P C，Lo C，Lin M T，et al. Role of surgical intervention in managing gastrointestinal metastases fromlung cancer. World J Gastroenterol，2011，17：4314 – 4320.

4. 李旭，廖子君，郭亚焕，等. 肺黏液表皮样癌食管转移 1 例报道及文献回顾. 肿瘤防治研究，2011，38：1482.

5. Goh B K，Teo M C，Chng S P，et al. Upper gastrointestinal bleed secondary to duodenal metastasis：arare complication of primary lung cancer. J Gastroenterol Hepatol. 2006，21：486 – 487.

6. Miyazu K，Kobayashi K. Rectal metastasis from lung cancer：report of a case. Kyobu Geka，2012，65：165 – 167.

7. Miyazaki K，Satoh H，Sekizawa K. Metastasis to appendix from lung adenocarcinoma. Int J Gastrointest Cancer，2005，36：59 – 60.

8. Lasithiotakis K，Petrakis I，Georgiadis G，et al. Pancreatic resection for metastasistothe pancreas from colon and lung cancer，and osteosarcoma. JOP，2010，11：593 – 596.

9. 唐志君，肖小炜. 右肺癌腹膜后右牙龈右鼻道左外耳道转移 1 例报告. 基层医学论坛，2012，16：120.

10. 杨吉刚，马大庆. PET-CT 在肺癌诊断中的应用. 首都医科大学学报，2007，28：717 – 720.

11. 王红梅，周小鸽. TTF – 1 在肺癌诊断及鉴别诊断中的应用价值. 诊断病理学杂志，2005，12：441 – 443.

12. 柳玮华，周小鸽，张彦宁. 探讨 CK7、CK20 和 villin 在判断转移癌原发部位中的应用价值. 诊断病理学杂志，2008，15：275 – 278.

13. 赵月，朱华倩，崔东源，等. 8 – catenin 和 Ki67 在非小细胞肺癌中的表达及意义. 解剖科学进展，2012，18：79 – 82.

笔记

（阙雪梅　黄玉红　整理）

035 以肝功能异常为首发表现的布鲁氏菌病一例

病历摘要

患者男性，45 岁，以"乏力伴关节疼痛 20 余天，发热 1 天"为主诉，于 2016 年 4 月 15 日入院。患者于入院 20 天前无明显诱因出现乏力，伴四肢关节疼痛、口干、眼干，偶有反酸、胃灼热、恶心及呕吐，呕吐物为胃内容物，无腹痛及腹胀，自服雷米替丁后恶心及呕吐好转，但乏力无好转。7 天前于我院就诊，化验发现肝功异常，肝胆脾彩超提示肝实质回声略粗糙，胆囊息肉，未系统诊治。1 天前出现发热，体温高达 39℃，伴发冷、寒战，无咳嗽、咳痰，无胸闷、气短，为求进一步诊治收入院。病来精神状态差，偶有头痛及颈椎痛，食欲不振，大小便正常，体重下降约 10kg。

既往史： 糖尿病 10 余年，平素皮下注射胰岛素降血糖（早 20U、晚 18U），空腹血糖控制在 7～8mmol/L。患高血压 3 年，最高达 150/120mmHg，不规律口服降压药，血压波动在（130～140）/（80～90）mmHg。

个人史： 否认嗜酒史，吸烟 20 余年，1 包/日。

家族史： 家族中无类似疾病患者。

入院体格检查： T 36.5℃，P 86 次/分，R 20 次/分，Bp 120/75mmHg。神志清楚，查体合作，睑结膜无苍白，巩膜无黄染。心肺查体未见异常。腹软，右上腹轻压痛，无反跳痛及肌紧张，肝脾肋下未触及，移动性浊音阴性，肠鸣音 1～3 次／分，双下肢无浮肿。

　　辅助检查：WBC 6.60×10^{9}/L，NE 61.9%，RBC 5.22×10^{12}/L，HGB 140g/L，PLT 57×10^{9}/L，ALT 52U/L，ALP 520U/L，GGT 220U/L，ALB 26.9g/L，TBIL 23.3μmol/L，DBIL 10.1μmol/L，AST 67U/L，CA12-5 87.31U/ml，CA15-3 52.52U/ml；尿 PRO +2，BLD +2，GLU +3，KET 微量，URO +2，BIL +1，JJRBC 9.96/HPF，JJWBC 4.09/HPF；Ca 2.01mmol/L；GLU 6.56mmol/L，HbA1C 9.00%；CRP 82.20mg/L；PCT 0.3ng/ml；血清蛋白电泳 Alb 41.5%，7.8%，20%，22.2%；抗 ANA 1∶40（+）；抗 SMA（+）；T-SPOT（+），PPD 及结明试验（-）；余其他免疫、肿瘤、生化指标均在正常范围。肺 HRCT（图 128）：双肺多发结节，双肺间质性改变，双侧胸膜陈旧性病变。全腹增强 CT（图 129）：肝右叶和右肾弱强化灶，囊肿可能性大，胆囊炎。椎间盘平扫 CT（图 130）：C2-3、C3-4、C4-5 椎间盘突出，L4-5 腰椎间盘突出。颅脑平扫 CT：未见异常。

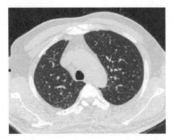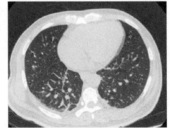

图 128　肺 HRCT

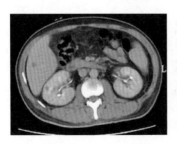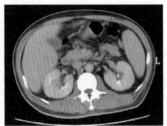

图 129　全腹增强 CT

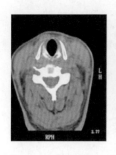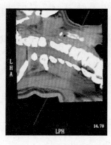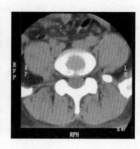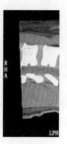

图 130　椎体平扫 CT

诊疗经过： 入院后初步诊断为肝功能异常（自身免疫性肝病可能性大），给予甘乐 80mg qd，ivdrop、天晴甘美 0.2g，qd，ivdrop、优思弗 0.25g，tid，po，同时因发热间断用来比林 0.45g，sos，im，对症补液、降糖治疗。6 天后血培养结果回报：马耳他（羊）布鲁菌生长，诊断布鲁氏菌明确，转传染病院进一步诊治。3 天后体温正常，肝功、尿常规逐渐恢复正常，乏力、头痛、颈椎痛等症状也逐渐恢复。

病例分析

　　布鲁氏菌病是多发于牧区的人畜共患传染病，羊为主要传染源，其次为牛和猪。牧民或兽医接羔为主要传播途径，剪毛、挤乳、肉类加工等可经皮肤受染，进食病畜肉、乳、乳制品可经消化道传染。此外，病菌也可通过呼吸道黏膜、眼结膜和性器官黏膜而发生感染。人群对布鲁氏菌普遍易感。感染后不产生持久免疫，病后再感染者不少见。

　　临床表现变化多端，可以仅表现为局部脓肿，也可以表现为几个脏器和系统同时受累。病程可短至仅 1 个月，或长达数年以上，平均 4 个月。潜伏期一般为 2～3 周，少数患者在感染后数月或 1 年以上发病。人类布鲁氏菌病可分为亚临床感染、急性和亚急性感

笔记

染、慢性感染、局限性和复发感染。多数患者临床表现为发热、多汗、乏力、关节痛，部分患者出现脾和肝肿大，少数患者出现淋巴结肿大、睾丸及附睾肿痛，个别患者出现鼻衄、皮肤出血点、皮肤斑丘疹及左眼向内斜视。

诊断标准：①流行病学接触史：密切接触家畜、野生动物（包括观赏动物）、畜产品、布鲁氏菌培养物等，或生活在疫区的居民。②临床症状和体征应排除其他疑似疾病。③实验室检查：病原分离、试管凝集试验、补体结合试验、抗人球蛋白试验阳性。凡具备①②项和第③项中任何一项检查阳性即可确诊。本例患者虽然无疫区接触史，但是平日喜欢吃烤羊肉，血培养马耳他（羊）布鲁菌生长，临床症状和体征排除其他疑似疾病，可以确诊为布鲁氏菌病。治疗以抗菌治疗为主，采用利福平联合多西环素，症状较重者加用链霉素治疗。合并肝功异常者需要同时保肝治疗。感染累及中枢神经系统及长期有睾丸肿痛者，需要应用糖皮质激素治疗。对脓性病灶可予手术引流。

病例点评

布鲁氏菌病临床以长期发热、关节疼痛、肝脾肿大和易转为慢性化为特征。临床表现多不典型，同时，临床医师对该病的认识淡化，容易造成误诊。因腰痛明显考虑腰椎间盘突出及腰椎脓肿收住骨科最为多见，部分以发热待查收入内科，在风湿免疫科易被误诊为血管炎、强直性脊柱炎及系统性红斑狼疮，在血液科易被误诊为淋巴瘤，在消化内科易被误诊为肝脓肿，在呼吸科易被误诊为结核病和上呼吸道感染，在神经内科易被误诊为病毒性脑炎、结核性脑膜炎及神经官能症，在心内科易被误诊为细菌性心内膜炎及心肌

笔记

炎，在泌尿外科易被误诊为睾丸炎、附睾炎、前列腺炎。值得一提的是，布鲁氏菌病常常导致肝损伤，有研究表明近半数患者出现ALT 和 AST 的升高，容易被误诊为酒精性肝病、肝硬化，本例患者因肝功异常收住我消化内科，因伴有发热、关节痛，同时化验免疫指标异常初步考虑自身免疫性肝病，入院第 6 天血培养回报得，以及时诊断布鲁氏菌病。提醒广大临床医生，对发热病人伴肺部、泌尿系统、神经系统、消化系统等症状，常规治疗无效时，应考虑到布鲁氏菌病的可能。

　　该患是营口大石桥市人，无疫区接触史，但是平日喜欢吃烤羊肉，患病考虑与进食病畜肉有关，加强预防接种和病畜及畜产品的管理工作，是控制本病的主要措施。对于已经感染的患者，应及时进行正规治疗，尽可能减少复发及向慢性布鲁氏菌病发展。

（黄玉红　整理）

036　以急性肝衰竭为首要表现的 IgG 型多发性骨髓瘤一例

病历摘要

　　患者女性，73 岁，以"间断腹痛、腹胀 1 个月，加重 1 周"为主诉入院。患者于 1 个月前无明显诱因出现腹痛，疼痛以中上腹部为主，呈间断性胀痛，可以忍受，无放散，同时伴有腹胀，恶心，咳嗽，咳痰，尿液呈黄褐色。1 周前上述症状明显加重就诊于我院。

既往史：冠心病病史 3 年，口服丹参滴丸治疗。否认肝炎、结核、寄生虫等传染病史。

入院查体：T 37.2℃，P 90 次/分，R 18 次/分，Bp 135/70mmHg。皮肤及巩膜黄染，浅表淋巴结未及肿大，双肺呼吸音弱，右肺可闻及湿罗音，腹膨隆，腹软，剑突下压痛（+），无肌紧张反跳痛，肝脾肋下未扪及，移动性浊音（+），双下肢轻度浮肿。

辅助检查：血常规：WBC 8.19×10^9/L，EO 2220×10^6/L，HGB 102g/L，RBC 3.37×10^{12}/L，PLT 114×10^9/L。肝功能：TBIL 103.3μmol/L，DBIL 81.9μmol/L，ALT 1530U/L，AST 909U/L，LDH 1813U/L，ALB 16.9g/L。肾功能正常。血浆凝血酶原时间（PT）24.7s，血浆凝血酶原活动度 34%，血浆纤维蛋白原（Fg）1.22g/L，PT 国际标准化比值（INR）2.3。血浆活化部分凝血活酶时间（APTT）47s。甲、乙、丙、戊肝炎系列阴性。肿瘤系列：甲胎蛋白（AFP）3.57ng/ml，糖类抗原 CA12 - 580u/ml，糖类抗原 CA15 - 3 10.65U/ml，糖类抗原 CA19 - 9 74.68U/ml，C - 反应蛋白 11.6mg/L，降钙素原 0.48ng/ml。免疫球蛋白 IgA0.89g/L，IgG4 4.1g/L，IgM 0.92g/L，补体 C_3 0.25g/L，补体 C_4 < 0.02g/L。血氨 67μmol/L，类风湿因子 33.3IU/ml，抗核抗体 1∶80，血清蛋白电泳：白蛋白 25.7%，α_1 球蛋白 3.1%，α_2 球蛋白 7.7%，β 球蛋白 39%，γ 球蛋白 24.6%，β - γ 区域可见区带融合。病毒抗体系列（-），尿本周蛋白（-），血液黏滞度 3.8cp。血清 β_2 微球蛋白测定 6.71mg/L，血清轻链 KAPPA 3910mg/dL，血清轻链 LAMBDA 1550mg/dL，免疫固定电泳可见 κ 型单克隆免疫球蛋白 IgG 阳性，伴游离的 λ 型单克隆免疫球蛋白轻链阳性。CT：双肺间质性改变，双肺下叶支气管扩张伴感染。双侧胸腔积液，肝内小类圆形低密度影。腹盆腔积液，腹膜后淋巴结增大。骨髓细胞形态学检查：浆细

胞系统增生异常，原幼浆细胞占 43.1%，可见双核，多核浆细胞，亦可见成堆的原幼浆细胞，提示多发性骨髓瘤，遂转入血液科化疗。随访 6 个月，目前病情处于相对稳定的状态。

病例分析

肝功能衰竭（hepatic failure）指肝细胞受到广泛、严重损伤，机体代谢功能发生严重紊乱而出现的临床综合征。肝衰竭发生于许多严重的肝脏疾病过程中，病情险恶，预后多不良。临床表现为食欲不振、恶心欲呕、黄疸、肝臭、出血、腹水、肺水肿、昏迷、紫癜。治疗患者应绝对卧床，避免并去除诱发肝昏迷的诱因，预防和控制感染，及时救治出血，加强对症支持疗法。

肝衰竭常见病因有各型病毒性肝炎，药物，中毒，缺氧性肝损伤，遗传代谢性疾病，以及血液系统疾病等所致。其中多发性骨髓瘤所致的肝功能衰竭目前国内报道仅为 1 例。多发性骨髓瘤的病因未明。可能与遗传因素、病毒感染、电离辐射、慢性抗原刺激等因素有关。近年研究发现，C－myc 基因重组，部分有高水平的 H－ras 基因蛋白产物，淋巴因子特别是白介素－6 分泌的调节异常，与多发性骨髓瘤的发病有关。

多发性骨髓瘤（MM）是浆细胞异常增生的恶性肿瘤，骨髓内有异常的浆细胞增殖，引出骨质破坏，并出现单克隆免疫球蛋白，可导致贫血及肾损伤，MM 以 60～70 岁老年人发病居多，可以出现反复感染，高钙血症，高黏滞血症等多种临床表现，容易误诊，随着年龄的增长，发病率逐渐增高。本例患者以肝功能损伤为首发表现，既往少见报道。仅有吴德沛教授报道的"以急性肝衰竭为首发表现的 IgM 型多发性骨髓瘤一例"。该病引起急性肝衰竭的主要机制考虑为：单克隆 IgG 增高引起的高黏滞血症，经积极化疗，部分患者可临床缓解。

病例点评

1. 对于原因不明的黄疸、肝功能明显异常、贫血患者若出现免疫球蛋白升高应警惕 MM，必要时完善骨髓穿刺等相关检查。

2. 针对 MM 合并的肝衰竭在治疗上应以治疗原发病为主，同时应避免并去除诱发肝昏迷的诱因，预防和控制感染，及时救治出血，加强对症支持疗法。

参考文献

1. Kyle R A, Gertz M A, Wizig T E, et al. Review of 1027 patients with newly diagnosed multiple myeloma. Mayo Clin Proc，2003，78（1）：21～33.

2. 汪娟，徐阳，傅铮铮，等 . 以急性肝衰竭为首发表现的 IgM 型多发性骨髓瘤一例 . 中华血液病杂志，2012，33（8）：636.

（常　冰　整理）

内镜诊断及治疗相关病例

037 食道癌合并以胃底黏膜下肿瘤为表现的鳞状细胞癌一例

📋 病历摘要

患者男性，50岁，自诉逐渐出现腹部胀痛，进食后加重，偶有夜间痛，无反酸、胃灼热、恶心、呕吐等症状。因上述症状逐渐加重就诊于外院，行钡餐透视提示胃底隆起。胃镜检查发现：1. 食道黏膜病变（病理为鳞状上皮重度非典型增生）。2. 胃底黏膜下隆起性病变。3. 胃窦腺瘤性增生。为进一步诊治就诊我院。

笔记

患者既往体健，吸烟，无酗酒，无手术史。

于我院门诊复查胃镜可见食道下段表浅隆起性病变（0－Ⅱa＋Ⅱc），中央略有凹陷，色泽苍白，质地偏韧，大小约1.0cm×1.0cm，考虑为食道早期癌可能性大（图131），活检病理为"鳞状上皮乳头状轻－中度异型增生，炎细胞浸润"。胃底近圆形隆起性病变，大小约3.0cm×3.0cm，表面光滑，覆盖正常胃黏膜，边缘可见桥形皱襞（图132）。胃窦前壁可见约1.5cm×1.5cm黏膜凹凸不平，略隆起，活检病理为"低级别绒毛管状腺瘤"（图133）。

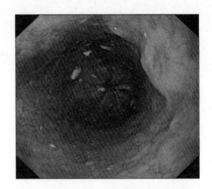

图131　食道下段表浅隆起性病变

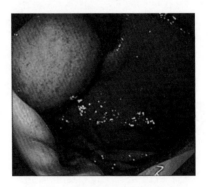

图132　胃底圆形隆起性病变

超声内镜检查可见食道隆起成梭形低回声，切面大小约0.8cm×0.3cm，低回声区位于食道第2层低回声带内部，隆起处食管壁第3、4层回声带完整，未见中断（图134）。考虑食道病变可

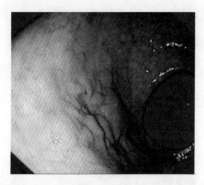

图 133　胃窦前壁可见约 1.5cm×1.5cm 黏膜凹凸不平

能为早期鳞状细胞癌，对食道进行详细观察发现距门齿约 30cm、35cm 片状黏膜发红，遂于食道全程喷洒 1.5% 卢戈氏液后，发现距门齿约 30～34cm、35～38cm 两处碘染不染区，约环 3/4 周（图 135）。

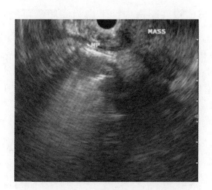

图 134　食道隆起超声内镜

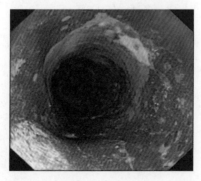

图 135　食道病变碘染后两处不染区，约环 3/4 周

　　超声下胃底可见巨大低回声隆起性病变，近椭圆形，切面大小约 6cm×4cm，内部回声不均匀，以低回声为主，中央可见片状无回声。病变边缘与胃壁第 4 层低回声带关系密切，边界形状不规则，浆膜面不光滑，呈不规则形向胃壁外延伸，考虑为间质瘤可能性大（图 136）。

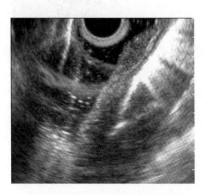

图 136　胃底超声内镜考虑为间质瘤可能性大

　　腹部 CT 考虑胃间质瘤可能性大，并提示病变与周围血管分界欠清楚，可能存在血管及周围脏器侵犯（图 137）。但患者腹胀症状明显，影响进食，且治疗意愿强烈。于我院外科行手术治疗，术中可见肿瘤位于胃底部近贲门口，以小弯侧偏后壁为主，病变明显透浆膜，并侵及腹段食管约 1.0cm，远端累及至胃体部中段，胃周有较多肿大的淋巴结，以小弯侧淋巴肿大为主，包绕胃左动静脉、肝总动脉及腹腔干动脉，腹腔有中等量腹水。术中向家属交代病情，肿瘤病期晚，无法根治切除，因术前病理未明，为明确病变性质以利于进一步治疗，同时达到减瘤目的，在家属同意后行姑息性全胃切除术、结肠前食管 - 空肠 Roux - en - Y 吻合术。术后病理示：免疫组化结果支持为鳞状细胞癌，中分化（图 138）。考虑患者肿瘤为进展期，因此术后未再进一步治疗食道病灶，未再行放疗、化疗等。术后随访半年，恢复良好，期间进食无哽咽感。

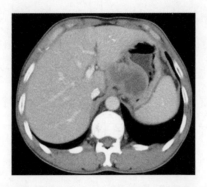

图 137　腹部 CT：考虑胃间质瘤可能性大

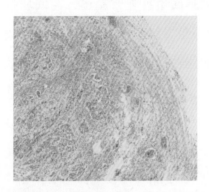

图 138　术后病理：鳞状细胞癌，中分化（HE×100）

病例分析

　　本例患者食道黏膜的轻微隆起处白光内镜表现为早期食管癌特征，易漏诊，卢戈氏液染色后可见明显的不染区，提示食管癌可能。食道多发不染区域之间，以及食道病变与胃底病变之间存在正常的食道上皮，碘染色亦为正常着色，因此外科手术前的内镜诊断未考虑到"食道与胃底病变为一种疾病"的可能性。

　　消化内镜检查发现了越来越多的上消化道黏膜下肿瘤，其中以胃肠道间质瘤多见。本例患者即因明显的进食后腹胀行胃镜检查，发现胃底黏膜下肿瘤。其 CT、超声内镜表现与间质瘤极为相似，且肿瘤黏膜面光滑，基于内镜和 CT 的诊断，首选外科手术治疗。根据我国的胃肠道间质瘤诊疗共识，未行术前活检。

超声内镜在此病例中应该发挥更大的作用。2014 年美国胸外科医师协会针对胃食管连接处癌诊治的临床实践指南指出，超声内镜对在肿瘤的 T 分期中的作用优于 PET/CT。回顾该病例的超声特点，虽然其回声特点与间质瘤极为相似，但该病灶的黏膜面非常光滑，而浆膜侧边界模糊不清，并不呈现间质瘤典型的椭圆形外观。且病灶浆膜面边界非常粗糙，与间质瘤常见的具有完整包膜的边界略有不同。另外，检查中对病变与周围血管关系的信息获取不充分。如能在超声内镜检查中发现该病变与典型间质瘤的并不显著的差异，或是通过判断病变与周围血管的关系，判断其可能不属于"可完整切除"的病灶，则有必要进一步行超声内镜引导下细针活检（EUS – FNA），活检结果可能改变进一步的治疗策略。

🔲 病例点评

食道鳞状细胞癌是我国最为常见的肿瘤之一。随着消化内镜的迅速发展，食道鳞状细胞癌的内镜诊断手段逐步确立，其中最有效的内镜诊断手段之一为卢戈氏液染色。内镜表现为不染色的鳞状上皮区域需病理活检确诊。食道鳞状细胞癌合并胃底以黏膜下肿瘤为特征的鳞状细胞癌病例少有报道。而食道鳞状细胞癌胃转移发生率较低，既往国内文献报道为 1.7%。

此病例给我们的启发：1. 考虑到鳞状细胞癌易出现多源发生的特点，对于胃底发现明显的黏膜下隆起，在未确诊为间质瘤之前，不能排除其为鳞状细胞癌的可能。因此对此类具有胃底黏膜下肿瘤

笔记

特征的病例，胃镜检查中食道的观察需特别仔细，必要时需卢戈氏液染色，排除食道癌的可能。2. 对于食道癌的观察，即使是早期食道癌，如果在胃底、胃体上段发现可疑的黏膜下隆起，需进一步检查（如超声内镜、病理活检等），排除鳞状细胞癌胃转移的可能。3. 从既往文献的报道看，食道癌胃底转移的病例并不少见，对不能排除鳞状细胞癌可能的胃底黏膜下隆起，需行充分的术前检查。对不能保证手术完整切除的病变，先行超声内镜细针穿刺活检是更好的选择，以根据病理结果进一步选择治疗方案。

以上对胃底黏膜下肿瘤的鉴别诊断过程可能改变患者的治疗策略，因此如无病理证据，在未对多种类型的黏膜下肿瘤进行充分的鉴别诊断之前，诊断胃底黏膜下肿瘤为"间质瘤"需慎重。

（刘梦园　孙明军　整理）

038 胶囊内镜定位诊断小肠恶性淋巴瘤一例

📋 病历摘要

患者男性，70 岁，因"乏力、气短 7 个月，腹痛、黑便 6 个月，加重 3 天"于 2010 年 9 月 2 日就诊。患者 7 个月前上楼后出现乏力，伴大汗，就诊于当地医院测血红蛋白为 54g/L，给予输血治疗，好转后未进一步诊治。6 个月前无明显诱因出现腹部阵痛，伴黑便，行胃镜检查示浅表性胃炎，口服奥美拉唑治疗后好转。此后间断出现腹部不适。3天前再次出现乏力，伴黑便，遂入我院急诊，测血红蛋白45g/L，给予输洗涤红细胞2单位治疗。为进一步诊治收入消化病房。

查体：中度贫血貌，全身未触及浅表肿大淋巴结，心肺检查未见异常，腹平软，无压痛及反跳痛，未触及包块，移动性浊音阴性，肠鸣音正常。

实验室检查：血常规：白细胞 $8.2 \times 10^9/L$，红细胞 $2.07 \times 10^{12}/L$，血红蛋白49g/L，血小板 $79 \times 10^9/L$。粪隐血试验阳性。肝功：总蛋白60.2g/L，白蛋白35g/L。贫血系列：叶酸30.9nmol/L，血清维生素 B_{12} 310.00pmol/L，铁蛋白9.02μg/L。胸片及腹平片未见异常。胃镜及肠镜检查未见器质性病变。全腹增强CT示胃肠道管壁未见异常增厚，管腔无狭窄及扩张，肠系膜可见小淋巴结影显示。

国产OMOM胶囊内镜所见：空肠与回肠交界处见一处局限性肠腔狭窄，局部黏膜僵硬，狭窄处似可见一纵行溃疡，大小约 $0.5cm \times 1.0cm$，表面可见新鲜血液。病变口侧可见绒毛萎缩、黏膜水肿伴白斑，并可见条状糜烂及环形瘢痕。胶囊内镜（宽约1.3cm）通过受阻，在此处滞留约4小时20分后通过（图139）。

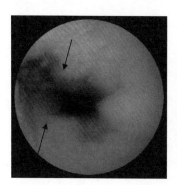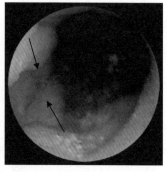

图139　胶囊内镜下见一处肠腔狭窄，并可见溃疡性病变，表面可见新鲜血迹

腹腔镜辅助下小肠部分切除术，术中发现，空肠与回肠交界部肠壁呈受累改变，触之肿物感，肿物旁5cm范围内肠壁表面见多个单发结节。自此以下小肠内瘀血改变。切除受累肠段及其远侧、近侧正常肠管各10cm，行小肠端端吻合。切除后肿物见图140。术中冰冻考虑小肠恶性肿瘤，淋巴瘤可能性大。

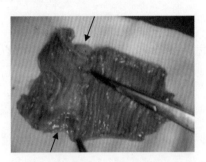

图140　手术切除的标本，病灶位于切开肠段两侧

术后病理：免疫组化支持黏膜相关淋巴组织结外边缘区 B 细胞淋巴瘤（MALT 淋巴瘤），CK（-），CD3（+），CD20（+），PAX-5（+），Bcl-2（+），Ki67（+）约10%，CD21（+）。见图141。肠壁表面结节为淋巴组织增生。

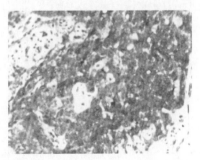

图141　免疫组化提示 MALT 淋巴瘤（免疫组化×200）

病例分析

黏膜相关淋巴组织的边缘区 B 细胞淋巴瘤（MALT 淋巴瘤）是

一种结外淋巴瘤，为低度恶性，好发于中老年人。小肠 MALT 淋巴瘤的临床表现缺乏特异性，主要表现有腹痛、腹部包块、肠梗阻和黑便，和其他小肠病变如克罗恩病等症状相似，又因缺乏特异性诊断手段，在临床上易延误诊断与治疗。因此，要提高原发性小肠肿瘤的早期诊断率，对出现不明原因腹痛、消化道出血、梗阻和腹部包块的患者，需警惕小肠淋巴瘤并进行相关检查。

目前对小肠病变的诊断手段主要是内镜检查及腹部 CT 检查。小肠镜和胶囊内镜在原发性小肠淋巴瘤的诊断中有一定作用。双气囊小肠镜可直观发现小肠病灶，可以取活检，是术前明确诊断的根本方法，但行此检查时间消耗长，患者不易耐受，并可能引起出血、穿孔等并发症。胶囊内镜检查痛苦较小，可发现小肠病变，但不能活检，且对有肠腔狭窄者，有发生肠梗阻的危险。CT 的优势在于能观察肿瘤与肠壁的关系和判断肠外侵犯，能显示肿瘤大小、形态、密度、内部结构与边界，同时能显示有无其他部位的转移灶。

本例病例通过胶囊内镜检查发现了病变部位。在胶囊内镜问世之前，人们普遍认为小肠肿瘤发病率极低，据放射影像学研究资料显示其发现率仅1%。胶囊内镜的问世与开展为小肠疾病的诊断提供了一个新的检查手段，胶囊内镜具有140°视角，最大限度地减少了观察盲区，提高了小肠疾病的诊断率，无创性方法也易为患者所接受。胶囊内镜在临床广泛应用后显著提高了小肠肿瘤的诊断率，一些研究报道结果提示其发现率为6%~9%。王雷等认为胶囊内镜对常规胃肠镜及全消化道钡餐造影阴性且临床疑为小肠病变的患者有较高的阳性检出率，明显优于全消化道钡餐造影。本例病例最终经手术后病理确诊，但术前的胶囊内镜检查在诊断过程中起到了重要作用。胶囊内镜所提示病变部位与手术发现病灶位置基本吻合，为手术提供了依据，从而减少了术中查找病变的盲目性。

由此例临床经验，我们可得出，对于不明原因的消化道出血及腹痛的患者要考虑小肠疾病的可能，对有条件者可行胶囊内镜检查，对小肠病变的定位诊断及下一步手术治疗可提供极大帮助。

病例点评

1. 对于不明原因的消化道出血及腹痛的患者要考虑小肠疾病的可能，可以行胶囊内镜或双气囊小肠镜检查。

2. 小肠 MALT 淋巴瘤在胶囊内镜下的表现不典型，易误诊，有条件者可进一步行双气囊小肠镜检查明确病理性质。

3. 本病例术前胶囊内镜检查在诊断过程中起到了重要作用，为手术提供了依据，减少了术中寻找病变的盲目性。

参考文献

1. 张俊勇，张福奎，吴永冬，等. 胶囊内镜定位诊断小肠肿瘤一例. 临床误诊误治，2005，18（1）：22 - 23.

2. 黄继英，涂传涛. 原发性小肠淋巴瘤 12 例病例报道并文献复习. 中国临床医学，2009，16（6）：876 - 877.

3. 戈之铮. 胶囊内镜检查对小肠疾病的诊断价值及其不足. 诊断学理论与实践，2008，7：12 - 14.

4. 王雷，李宜辉，达四平，等. 国产胶囊内镜 OMOM 临床应用的进一步研究. 中华医学杂志，2006，86：421 - 423.

（周　环　孙明军　整理）

039 Moore Ⅰ型结肠血管畸形致下消化道大出血一例

病历摘要

患者男性，54岁，以"突发便血1天"于2017年1月1日于我院急诊就诊。便血1次/2~4h，色暗红，每次量100~150ml，不伴有腹痛，无意识障碍，有心悸、乏力。

既往史： 心脏房颤病史，曾有口服抗凝药物等病史，但近期（约3个月）未服用。无高血压及恶性肿瘤病史。

入院查体： 神清，营养中等，贫血貌，腹部平坦，腹软，无压痛，无反跳痛及肌紧张，腹部未触及包块。

入院当日血常规化验：RBC 4.81×10^{12}/L，HGB 152g/L。入院后静脉给予止血药物治疗后，便血未见缓解，并于当日夜间再次发生大量便血，为暗红色血块，量约300ml，继而患者出现大汗，面色苍白，一过性意识不清。再次急诊化验血常规：RBC 3.45×10^{12}/L，HGB 99g/L，给予止血补液等对症治疗后行急诊肠镜检查。肠镜检查见结肠腔内残留较多量暗红色血性液体，盲肠及升结肠见较多憩室。横结肠近肝曲处可见一较大血凝块，反复冲洗数次后血凝块脱落，底部见一血管残端，周边黏膜完整，未见占位及溃疡糜烂灶，此时已无活动性出血，为预防出血，予金属钛夹夹闭（图142）。术后患者未再出现新鲜便血，血压心率平稳，无活动性出血征象，患者2天后顺利出院。

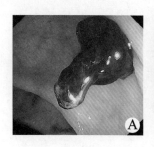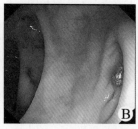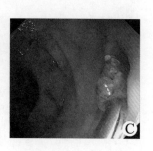

图 142　急诊肠镜检查

注：A：横结肠近肝曲处见一较大血凝块附着肠壁；B：反复冲洗后血凝块脱落，底部暴露血管残端；C：用钛夹夹闭血管残端根部

病例分析

　　胃肠道血管畸形是消化道出血、尤其是老年人隐匿性下消化道出血最常见的原因，其可以发生在整个胃肠道，以胃、十二指肠、右半结肠和小肠多见。胃肠道血管畸形的病因不明，可能为后天性获得性血管退行性变、先天性血管发育异常和慢性黏膜缺血有关。目前，对于胃肠道血管畸形分类临床上最多采用 Moore 分型：Ⅰ型（孤立型）：病变呈局限性，发病年龄常大于 55 岁，好发于右半结肠，手术时往往未能发现，病变多属后天获得性。Ⅱ型（弥漫型）：病变较大，且较广泛，发病年龄小于 50 岁，可位于肠道任何部位，手术时偶可发现，病变由厚壁和薄壁血管组成，可能系先天性病变。Ⅲ型（斑点样血管瘤）：此型包括遗传性毛细血管扩张症（Osler – Weber – Rendu 综合征），较少见，病变可位于胃肠道任何部位，伴皮肤毛细血管扩张，有遗传基础。

　　肠道血管畸形可以没有症状。唯一的临床表现是肠道出血。一般反复间断便血，量中等。可呈现贫血。少数病例因出血量大，可发生休克。症状可持续发生，也可呈间歇性或阶段性。临床特点可归纳如下：①病程迁延，呈无症状性出血，血管畸形不累及肠道功能，无疼痛，临床不易被重视，且诊断困难，故造成病史冗长。②出血多为间断、少量，有自限性，出血常来自扩张的毛细血管和小静脉，出血后局部压力降低而多易自止，少数也可有急性大出血。③多伴有慢性贫血。

最常用的检查方法是胃肠镜检查，具有直观、方便而安全，以及可以反复检查等优点，并可在直视下进行止血治疗。肠道血管畸形肠镜下病灶直径多为 0.1 ~ 1.0cm 不等，病变部位黏膜完整，黏膜下可见显著扩张的血管，呈暗红色，稍隆起，为圆形或卵圆形，与周围组织分界清楚。病变单发或多发，呈多灶性。如病灶位于小肠，可考虑采用胶囊内镜或小肠镜检查。对于肠镜无法确诊或实施困难者，可行选择性血管造影或放射性核素扫描。

胃肠道血管畸形的治疗包括非手术治疗（雌激素、沙利度胺等）、内镜治疗和外科治疗。相较于疗效不明确的药物治疗、创伤性大及复发率高的手术治疗，目前内镜治疗是临床首选的胃肠道血管畸形合并消化道出血的治疗方法。凡是内镜可以达到的部位，均可起到诊断和治疗的双重作用，其中钛夹止血术的广泛应用，具有安全、微创，可反复操作，并发症少等优点，尤其适用于老年同时合并其他脏器疾病而无法耐受手术者。同样，热电极电凝、微波、注射硬化剂、激光等多种内镜治疗方法都适合那些一般状态较差、不能耐受手术的老年患者。如果多次经内镜止血治疗无效，应采取手术治疗。因此合理选择胃肠道血管畸形的治疗方法和时机至关重要，以免延误诊治。

病例点评

1. 胃肠道血管畸形是老年人隐匿性下消化道出血最常见的原因，与先天性血管发育异常及后天血管退行性变或黏膜慢性缺血等因素相关。Moore Ⅰ型肠道血管畸形出血多为间断性便血，发作无明显规律，通常不伴有腹痛，疾病严重程度与出血量多少相关。最直观且安全的检查方法是肠镜检查，不但可以明确诊断，还可以在直视下进行治疗。

2. 该患者突发下消化道出血，且多次便血，出血量较大，根据临床特点和肠镜检查结果，考虑为血管畸形出血。

3. 肠道血管畸形出血首选内镜下止血，可采用多种镜下止血方法，视出血灶情形而定。如多次内镜治疗无效，出现大出血危及生命者应果断采取手术治疗。

4. Moore Ⅰ型肠道血管畸形伴出血者临床症状不典型，极易漏诊，尤其在急诊肠镜检查时，由于多数患者都未经过肠道准备，肠腔内残留较多血块，应反复冲洗肠腔，仔细观察肠黏膜，努力寻找出血点，治疗时应准确的夹闭血管残端，避免再次出血。

参考文献

1. 赵曲川，张玫. 老年人胃肠道血管畸形的临床特点研究. 胃肠病学和肝病学杂志，2017，26（2）：168 - 171.

2. 陈慧敏，戈之铮. 胃肠道血管畸形的分类、发病机制和诊治进展. 胃肠病学，2008，13：499 - 501.

3. 任于晗，任重，钟芸诗，等. Moore Ⅰ型结肠血管畸形致下消化道大出血一例. 中华胃肠外科杂志，2013，16（12）：1168.

4. 刘琴，陈虹彬，杜超，等. 金属钛夹与药物注射治疗 Dieulafoy 溃疡伴活动性出血的疗效观察. 西南军医, 2015, 17 (4): 369 – 372.

5. 张东伟, 许树长, 王志荣, 等. 内镜下金属钛夹与注射止血治疗急性非静脉曲张性上消化道出血疗效观察. 中国实用诊断与治疗杂志, 2013, 27 (9): 931 – 932.

6. 范光学, 孙玉娟, 宋孝辉, 等. 内镜下金属钛夹治疗上消化道出血疗效及安全性研究. 中华全科医学, 2015, 13 (3): 390 – 392, 412.

7. 刘文忠. 不明原因消化道出血的诊断和处理. 胃肠病学, 2010, 15 (3): 129 – 132.

8. Jairath V, Kahan BC, Logan RF, et al. Outcomes following acute nonvariceal upper gastrointestinal bleeding in relation to time to endoscopy: Results from a nationwide study. Endoscopy, 2012, 44 (8): 723 – 730.

（张惠晶　孙明军　整理）

040　蓝色橡皮泡痣综合征一例

病历摘要

　　患者女性, 15 岁, 因"无明显诱因出现反复黑便 5 年"于 2016 年 1 月 20 日来诊。患者自幼体表多部位出现血管瘤, 曾多次行体表血管瘤切除术。血常规示: WBC 4.55×10^9/L, RBC 2.99×10^{12}/L, PLT 268×10^9/L, HGB 65g/L。贫血系列示: 叶酸 4.20ng/mL, 维生素 B_{12} 293pg/mL。便潜血阳性。胃镜示: 十二指肠降段血管瘤。全腹增强 CT 示: 肝左外叶小低密度灶, 右肾低密度灶, 胰腺颈部周围及腹膜后多发低密度灶, 左下腹及骨盆肌肉间隙多发低密度灶, 右下腹小肠内软组织密度考虑为先天性脉管发育异常所致脉管瘤可能性大；脾大；少量腹水。肺部 HRCT 示：双肺及胸膜下多发结节；右肺门旁片状影，囊性病变可能大。胶囊内镜示：十二指肠、空肠及回肠黏膜散在多处广基隆起，大小不一，最大者直径约 1.5cm，隆起表面呈紫红色、蓝色，颗粒感，空回肠交界处肠腔内可见新鲜血迹（图 143）。结肠镜示：末端回肠及盲肠可见一处直径约 1.2cm 的紫红色隆起（图 144）。临床诊断蓝色橡皮泡痣综合征（blue rubber bleb nevus syndrome，BRBNS）。

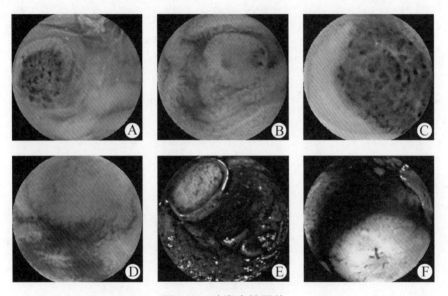

图 143　胶囊内镜图片

注：A：十二指肠血管瘤；B、C：空肠血管瘤；D：空肠血管瘤伴活动性出血；E、F：回肠血管瘤，肠腔内可见黑色肠液

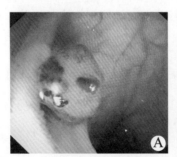
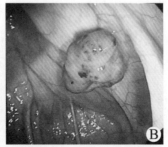

图 144　结肠镜图片

注：A：末端回肠血管瘤；B：盲肠血管瘤

病例分析

BRBNS 是一种罕见疾病，临床特征为皮肤与消化道同时存在多发性血管瘤。大多数病例于出生时即发现病变，也有成年以后才发病的报道。患者多以贫血或出血就诊于消化科或儿科；以皮肤血管瘤为主要表现者就诊于皮肤科。由于其发病率很低，临床认识不足，极易误诊或漏诊。BRBNS 发病机制尚不明确，多数文献认为它是由于胚胎期发育分化过程中组织结构错位或发育不全所致。血管瘤可在全身皮肤、中枢神经、眼、骨骼肌、膀胱、阴茎、外阴及肝、脾、肺、心脏、消化管等内脏出现。消化管的病变可以出现于从口腔到肛门的全部消化管，小肠多于结肠，有出血的倾向，多表现为长期慢性消化道出血及缺铁性贫血。临床上常以呕血、便血或黑便多见。

BRBNS 尚无很好的治疗方法，一般主张保守和对症处理。皮肤病变一般不需要治疗，有美容要求时可选择激光、液氮、冷冻或手术切除治疗。本例患者曾行两次皮肤病变的手术切除治疗，皮肤上留有疤痕，随着年龄的增长，皮肤病变也有所增长，但未出现破溃出血。对于胃肠道受累的患者，可根据病变范围、部位、出血程度和患者的需求等选择不同的治疗方案，可采取保守治疗、激光、内镜治疗或手术切除等治疗。一般来说，病变范围局限者可采用外科手术治疗，病变范围广泛者可采用分批套扎、电凝等对症治疗。由于胃肠道血管瘤切除后有复发的可能，并且手术具有侵犯性，术后易出现并发症，因此很多研究者认为手术并非首选，目前多倾向于内镜下止血与补铁、输血等相结合的治疗。本病例病变范围广泛，不宜外科手术治疗，小肠出血位置位于空回肠交界处，双气囊小肠镜到达该位置困难且操作风险较大，故未进行内镜下止血，采用了药物止血及补铁、输血的治疗方法。由于本病罕见，长期随访病例较少，不论是内科保守治疗，还是内镜治疗或手术切除的远期疗效尚需进一步探讨。

病例点评

1. 该患者因"无明显诱因出现反复黑便 5 年"来诊，通过详细询问病史，得知患者自幼体表多部位出现血管瘤，曾多次行体表血管瘤切除术，为诊断提供了依据。

2. 该患者首先进行了胃镜及胶囊内镜的检查，通过检查结果，考虑到 BRBNS 的可能性，之后完善了结肠镜检查、全腹增强 CT 和肺部 HRCT 的检查，使患者病情得到全面评估。

3. 目前 BRBNS 尚无很好的治疗方法，一般主张保守和对症处理。本病例病变范围广泛，目前采用内科保守治疗，希望随着医疗技术的提高，能有新的解决办法出现，真正为患者解除病痛。

参考文献

1. 隆琦，马鸣，陈洁. 小儿蓝色橡皮疱痣综合征一例. 中华儿科杂志，2013，51（2）：152－153.

2. Jin X L, Wang Z H, Xiao X B, et al. Blue rubber bleb nevus syndrome：A case report and literature review. World J Gastroenterol, 2014, 20（45）：17254－17259.

3. Nishiyama N, Mori H, Kobara H, et al. Bleeding duodenal hemangioma：morphological changes and endoscopic mucosal resection. World J Gastroenterol, 2012, 18（22）：2872－2876.

4. 赵晶，高善玲，刘冰熔，等. 蓝色橡皮疱痣综合征 1 例. 世界华人消化杂志，

2011, 19 (19): 2081 - 2083.

5. Shin S H, Chae H S, Ji J S, et al. A case of blue rubber bleb nevus syndrome. Korean J Intern Med, 2008, 23 (4): 208 - 212.

（周　环　孙明军　整理）

041 胆管癌误诊为胆总管结石一例

病历摘要

患者男性，61 岁，以"间断右上腹胀痛 1 个月"为主诉入院。

患者 1 月前无明显诱因出现右上腹胀痛，食欲不振、乏力等症状，于我院行 MRCP 提示"胆总管中上段类圆形充盈缺损影，结石？"，为求进一步诊治入院。病来无恶心呕吐，无头晕头痛，无发热寒战，无下肢水肿，饮食及睡眠差，精神及体力差，大小便正常，近期体重略下降。

既往史： 缺血性脑血管病病史 9 年。否认高血压、冠心病、糖尿病病史。

查体： 无明显阳性体征。

辅助检查： 胆胰管水成像（MRCP）示肝内胆管略扩张；胆总管中上段类圆形充盈缺损，结石（图 145）？超声内镜：胆总管中段中等偏高回声，直径约 6.9mm，考虑胆总管结石可能性大（图 146）。肝功酶学：GGT 139U/L, TBIL 10.5μmol/L, DBIL 6.2μmol/L。

诊断： 考虑胆总管结石可能性大，行 ERCP 治疗。

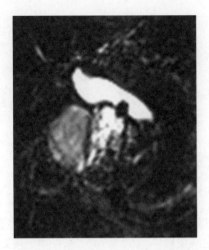

图 145　MRCP 示：胆总管中上段类圆形充盈缺损影

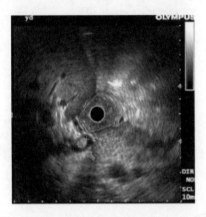

图 146　超声内镜提示胆总管中段结石可能性大

ERCP 术中见胆总管中上段充盈缺损影，大小约 0.6cm×0.6cm，与胆管壁相连，考虑胆管腺瘤可能性大，建议外科手术治疗（图 147、图 148）。

外科手术： 术中见肿物位于胆囊管汇入胆总管下 1cm，质硬，大小 0.5cm，向腔内生长，肝总管扩张，直径 1.2cm，胆囊胀大，肝十二指肠韧带可触及肿大淋巴结，但质软。遂行癌肿切除、Roux-en-Y 胆总管空肠吻合术。

术后病理： 胆管腺癌（中分化）（图 149）。

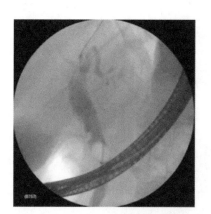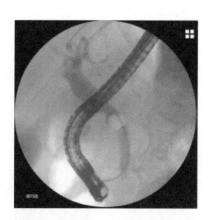

图 147　ERCP 胆道造影见胆总管中上段充盈缺损影　　图 148　ERCP 胆道造影见胆总管中上段充盈缺损影

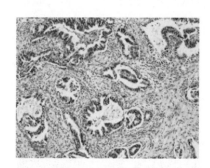

图 149　术后病理：胆总管中段腺癌（中分化）（HE×100）

病例分析

胆管癌根据部位可分为"肝内和肝外胆管癌"。组织学病理上，95% 以上的胆管癌为腺癌，其他罕见的病理类型有鳞状上皮癌，腺鳞癌等。早期胆管癌发生转移者较少，主要是沿着胆管向上、向下缓慢地浸润生长。胆管癌可浸润周围组织和淋巴结转移，很少远处转移。

肝外胆管癌 90%～98% 的患者可出现黄疸，大多数是逐渐加深的持续性，但一般不伴腹痛，故称之为无痛性黄疸；50% 左右患者

笔记

伴瘙痒和体重减轻，20% 左右患者伴发热。中段、下段胆管癌患者表现为胆囊肿大。

实验室检查中血清 CA19-9 对诊断有一定帮助。绝大多数肝外胆管癌患者血中总胆红素（TBIL）、直接胆红素（DBIL）、碱性磷酸酶（ALP）和 γ-谷氨酰转移酶（γ-GT）均显著升高。而转氨酶 ALT 和 AST 只轻度升高。

影像学检查中内镜超声是近年来发展起来的一项技术，由于避免了肠气的干扰，能更清晰地观察胆管内结构，对中下段胆管癌判断准确性可达到 80%。MRCP 是一种无创性的胆管显像技术，CT 则能提供与超声相似的效果和更为清晰地立体断层影像。

治疗上主要是以手术为主的综合治疗。手术根治性切除是胆管癌获得长期生存的唯一机会。术后配合放疗及化疗。

胆管癌预后较差，胆管癌根治切除术后生存率在 20%~43%。无论发生部位其根治生存率基本相似。而绝大多数不可切除的胆管癌患者往往一年内死亡。

🏥 病例点评

该病例起初诊断为胆总管结石，行 ERCP 取石治疗，术中发现病变与胆管壁关系密切，于是行外科手术治疗，术中发现胆管中段癌。

该患者发现及治疗疾病均较及时，"早诊早治"，病人预后相对较好。术前误诊为胆管结石，回顾分析，该患者虽然影像学资料提示胆管结石可能性大，但大部分胆管结石患者均有腹痛病史，该患者无腹痛病史，这一点需要重视。

（矫太伟　孙明军　整理）

04.2 ESD 治疗早期胃体癌一例

📋 病历摘要

患者女性，65 岁，以"间断嗳气 1 个月"来诊。胃镜示：胃体后壁近窦体交界见一处凹陷，中央可见浅隆起，大小约 2.0cm × 3.0cm，色偏红，变形佳（图 150），NBI 低倍观察，DL（+），可见扩张微血管，中央处可见正常胃黏膜上皮（图 151）。进一步放大观察，可见局部融合的腺管，IMSP（+），微血管扩张扭曲，呈非网格状，中央处微血管更加明显，IMVP（+）（图 152）。最高倍放大观察，DL（+），非网格状异常微血管明显，病变内可见正常胃黏膜上皮（图 153）。内镜诊断：胃体早期 Carcinoma（Ⅱc + Ⅱa，tub2 > por，T1a，UL（+））。病理示：胃体高级别上皮内肿瘤。全腹增强 CT 未见异常，血生化检查及其他辅助检查无特殊。ESD 完

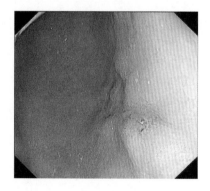

图 150　胃体后壁近窦体交界见一处凹陷，中央可见浅隆起，大小约 2.0cm ×3.0cm

 笔记

整切除病变，创面基底完整，大小约 2.5cm×3.5cm（图 154），切除标本大小约 3.5cm×4.0cm，标记点存在（图 155）。ESD 术后病理：切除标本大小约 4.1cm×4.0cm，病灶大小约 1.5cm×2.8cm，胃体癌（M2－M3），Ⅱc＋Ⅱa 型，印戒细胞癌，Ⅳ 级，脉管癌栓阴性，水平垂直切缘阴性。患者拒绝追加外科手术，术后 10 个月复查胃镜，创面愈合良好，可见白色瘢痕，光滑，大小约 1.0cm×2.0cm，周边黏膜聚集（图 156）。

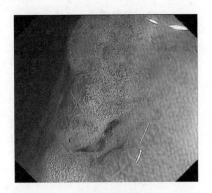

图 151　NBI 低倍观察，DL(＋)，可见扩张微血管，中央处可见正常胃黏膜上皮

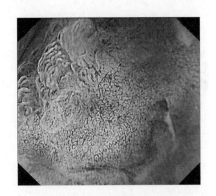

图 152　局部融合的腺管，IMSP（＋），微血管扩张呈非网格状，IMVP（＋）

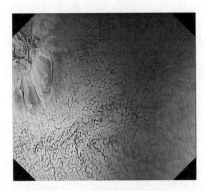

图 153　高倍放大，DL(＋)，非网格状 IMVP，病变内可见正常胃黏膜上皮

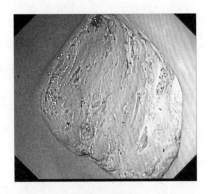

图 154　创面基底完整，大小约 2.5cm×3.5cm

笔记

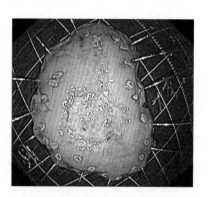

图 155　切除标本大小约 3.5cm × 4.0cm，标记点存在

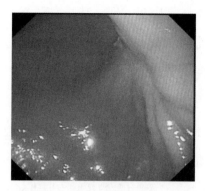

图 156　ESD 术后 10 个月，创面愈合，白色瘢痕，光滑

病例分析

　　胃癌的预后与治疗时机密切相关，大部分早期胃癌可以得到治愈，5 年生存率超过 90%，内镜下 ESD 治疗是治疗早期胃癌的重要手段。

　　国内较为公认的早期胃癌内镜切除绝对适应证：①病灶最大径 ≤2cm，无合并溃疡的分化型黏膜内癌。②胃黏膜 HGIN。

　　相对适应证：①病灶最大径 >2cm，无溃疡的分化型黏膜内癌。②病灶最大径 ≤3cm，有溃疡的分化型黏膜内癌。③病灶最大径 ≤2cm，无溃疡的未分化型黏膜内癌。④病灶最大径 ≤3cm，无溃疡的分化型浅层黏膜下癌。⑤除以上条件外的早期胃癌，伴有一般情况差、外科手术禁忌证或拒绝外科手术者可视为 ESD 的相对适应证。

　　因此术前判断病灶的性质、组织类型、浸润深度尤为重要。本病例 NBI 放大内镜下 DL（+），IMSP（+），IMVP（+），诊断为肿瘤性病变。微血管呈非网格状，病变中央可见正常胃黏膜上皮，提示分化程度可能较差。病变整体形态柔软，变形佳，无溃疡，周

笔记

边黏膜没有融合，判断病变为黏膜内癌。因病灶最大直径大于2cm，ESD可能非治愈性切除，充分向患者交代病情后，患者有强烈保胃欲望，拒绝外科手术，因此决定行ESD治疗切除病灶。

治愈性切除的标准：病变整块切除，水平垂直切缘阴性，脉管癌栓阴性。同时满足以下条件之一：①无论病灶大小，无溃疡的分化型黏膜内癌；②病灶最大径≤3cm，有溃疡的分化型黏膜内癌；③病灶最大径≤2cm，无溃疡的未分化型黏膜内癌；④病灶最大径≤3cm，无溃疡的分化型浅层黏膜下癌。本病例ESD术后病理为最大径>2cm的未分化型黏膜内癌，因此是非治愈性切除，原则上需要追加外科手术，但术后患者扔拒绝手术。定期复查胃镜及腹部CT，随诊观察。

🩺 病例点评

1. 术前早期胃癌组织类型的判断，对治疗方案的选择非常重要。NBI放大内镜下未分化癌的特点包括：①多是IIc型病变，且凹陷较深，边界呈断崖状。②颜色发白，褪色改变。③病变中央常可见正常胃黏膜上皮，称之为"圣域黏膜"。④背景黏膜常没有HP感染，非萎缩性胃炎。⑤不规则的微血管呈螺旋状，非网格状。

2. 对于非治愈性切除原则上是需要追加外科手术的，但也要结合实际情况，对于不能追加手术的患者需要密切随访，若有复发或转移，及时发现，及时治疗。

（冯明亮　孙明军　整理）

04.3 ESD 治疗多发同时性早期胃癌一例

病历摘要

　　患者女性，76 岁，以腹胀 4 年为主诉来诊。门诊行胃镜示：胃窦小弯多发糜烂（图 157），病理：重度异型增生。进一步放大内镜精查显示：胃窦小弯见四处相邻凹陷，凹陷大小 0.4cm ~ 1.0cm，色红，病变总范围约 2.0cm × 2.5cm，凹陷间可见正常胃黏膜（图 158），醋酸染色阳性，靛胭脂染色边界清晰（图 159），NBI 放大观察，四处病变均 DL（+），IMSP（+），IMVP（+），网格状血管（图 160）。放大内镜诊断：胃窦多发早期 Carcinoma［Ⅱc，tub1，T1a，UL（-）］。完善血生化及相关辅助检查，未见明显异常。内镜下行 ESD 治疗完整切除病变，创面基底完整，无出血及穿孔（图 161），切除标本大小约 3.5cm × 3.5cm，标记点存在（图 162）。术后病理大体所见：送检 ESD 切除标本大小约 3.9cm × 3.5cm，，共见四处病变（图 163）。病理镜下所见：多灶状腺体排列不整，分支生芽，囊性扩张，细胞核大深染，有者呈假复层，局部异型腺体有向间质浸润倾向，黏膜肌完整，脉管癌栓（-）。病理诊断：胃窦多灶状重度异性增生局部癌变倾向伴浅溃疡。根据病理结果，此病例达到治愈性切除标准，无需追加外科手术，术后 3 个月复查，创面愈合，呈瘢痕样，表面腺管未见异常（图 164）。

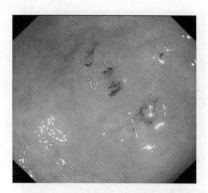

图 157　胃窦小弯多发糜烂

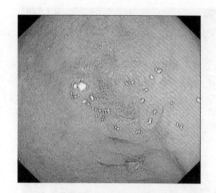

图 158　胃窦小弯可见 4 处相邻凹陷，
范围约 2.0cm×2.5cm

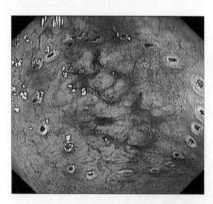

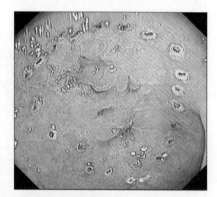

图 159　醋酸染色阳性，靛胭脂染色边界清晰

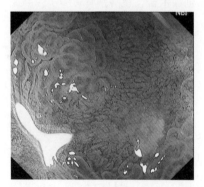

图 160　DL（ + ），IMSP（ + ），
IMVP（ + ），网格状血管

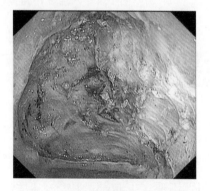

图 161　ESD 术后创面，基底完整，
无出血及穿孔

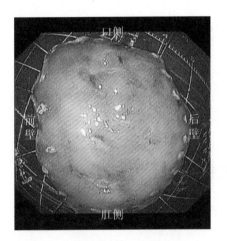

图 162　切除标本大小约 3.5cm×
3.5cm，标记点存在

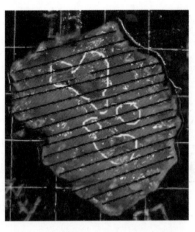

图 163　还原图，可见四处独立病变，
红线标记部分为局部癌变倾向病变

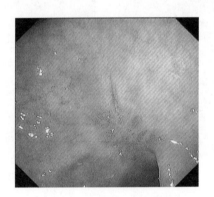

图 164　术后 3 个月复查，创面愈合，呈瘢痕样

病例分析

胃癌系起源于胃黏膜上皮的恶性肿瘤，是危害我国人民健康的重大疾病之一。胃癌的报警症状包括消化道出血、呕吐、消瘦、上腹部不适、上腹部肿块等，但往往出现上述症状时已经是进展期胃癌。早期胃癌是指癌组织仅局限于胃黏膜层或黏膜下层，不论有无淋巴结转移。早期胃癌的临床表现不典型，没有特异性，可以总结为"没有症状"，因此对于高危人群的内镜筛查尤为重要。在胃镜

检查时，应对可疑病灶进行染色、放大精查，如果没有条件，要行活检，排除早期胃癌。胃内常用的染色剂是靛胭脂和醋酸。靛胭脂是对比性的表面黏膜染色剂，常用浓度为0.2%～0.4%，利用重力沉积于上皮表面的低凹处，可显示黏膜细微凹凸病变。醋酸常用浓度是1.5%，喷洒后pH酸碱度下降，促使黏膜细胞内的细胞角蛋白结合，使表面变白，根据病变及肿瘤分化程度不同，黏膜发白的持续时间不同。正常黏膜发白持续时间较长，而低分化癌或黏膜下层癌发白持续时间较短。放大内镜诊断早期胃癌主要通过VS系统来评价，在病变有边界（DL）的前提下，再至少满足表面结构不规则或缺失（IMSP）、微血管不规则或缺失（IMVP）两个条件之一，就可以诊断早期胃癌。对于浸润深度的诊断，目前放大内镜无法提供更好的帮助，主要还是通过病变整体的形态，黏膜柔软程度，变形是否良好等来综合判断。早期胃癌内镜下切除术主要包括内镜下黏膜切除术（EMR）和内镜黏膜下剥离术（ESD），EMR与ESD的适应证最大区别在于两种方法能够切除病变的大小和浸润深度不同。EMR对整块切除的病变有大小限制且仅能切除黏膜层病灶；而ESD则无大小限制，可切除sm1层病灶。相比EMR，ESD治疗早期胃癌的整块切除率和完全切除率更高，局部复发率更低，但穿孔等并发症发生率更高。目前国内尚无统一规范的内镜切除适应证，多以参考日本胃癌指南为主。

国内较为公认的早期胃癌内镜切除绝对适应证：①病灶最大径≤2cm，无合并溃疡的分化型黏膜内癌。②胃黏膜HGIN。

相对适应证：①病灶最大径＞2cm，无溃疡的分化型黏膜内癌。②病灶最大径≤3cm，有溃疡的分化型黏膜内癌。③病灶最大径≤2cm，无溃疡的未分化型黏膜内癌。④病灶最大径≤3cm，无溃疡的分化型浅层黏膜下癌。⑤除以上条件外的早期胃癌，伴有一般情况差、外科手术禁忌证或拒绝外科手术者可视为 ESD 的相对适应证。

国内目前较为公认的内镜切除禁忌证：①明确淋巴结转移的早期胃癌。②癌症侵犯固有肌层。③患者存在凝血功能障碍。另外，ESD 的相对手术禁忌证还包括抬举征阴性，即指在病灶基底部的黏膜下层注射后局部不能形成隆起。ESD 术后病理评估十分重要，为下一步的治疗计划提供依据。

治愈性切除的标准：病变整块切除，水平垂直切缘阴性，脉管癌栓阴性，同时满足以下条件之一：①无论病灶大小，无溃疡的分化型黏膜内癌。②病灶最大径≤3cm，有溃疡的分化型黏膜内癌。③病灶最大径≤2cm，无溃疡的未分化型黏膜内癌。④病灶最大径≤3cm，无溃疡的分化型浅层黏膜下癌。本病例通过放大内镜精查及术前病理，诊断胃窦多发早期 Carcinoma（IIc，tub1，T1a，UL（－）），是内镜下 ESD 治疗的适应证，术后病理也证实达到治愈性切除标准，无需追加外科手术，随诊观察。

病例点评

①我国属于胃癌高发国家，胃癌的预后与诊治时机密切相关，进展期胃癌即使接受了以外科为主的综合治疗，5 年生存率仍低于30%，且生活质量低，给家庭及国家带来沉重负担。而大部分早期胃癌在内镜下即可获得根治性治疗，5 年生存率超过90%，但是目前我国早期胃癌的诊治率低于10%，远远低于日本（70%）和韩国（50%），在胃癌高危人群中进行筛查和内镜早诊早治，是改变我国胃癌诊治严峻形势的高效可行途径。②胃镜检查时，要始终提高警惕，有一颗发现早癌的心，有些早癌很难发现，可以通过染

笔记

色、放大内镜等辅助手段提高检出率。③不要满足于发现一个病灶,要警惕同时性癌的可能。④ESD 与外科手术相比,具有创伤小,恢复快的特点,是治疗早期胃癌的首选方法,但要严格掌握适应证。

(冯明亮　孙明军　整理)

044. ESD 治疗复发性直肠侧向发育型肿瘤一例

病历摘要

患者女性,62 岁。3 年前体检肠镜示:直肠距肛缘约 4cm 至齿状线左侧壁可见扁平隆起性病变,大小约 3.0cm×3.0cm,表面结节状,大小不等,表面腺管开口Ⅳ型(图 165)。内镜诊断:直肠侧向发育型肿瘤(LST‐G,结节混合型)。病理示:直肠绒毛管状腺瘤。随后患者于外科行经肛直肠息肉切除术。术后 2 年复查肠镜示:直肠距肛缘 4cm 至齿状线见扁平隆起性病变,大小约 2.5cm×2.5cm,病变周边及中央可见白色瘢痕(图 166),靛胭脂染色边界清晰,表面腺管开口Ⅳ型(图 167)。内镜诊断:直肠侧向发育型肿瘤(LST‐G,结节混合型)。病理示:直肠绒毛管状腺瘤。给予患者 ESD 治疗,完整切除病变(创面见图 168,标本见图 169),ESD 术后病理:绒毛管状腺瘤伴局部重度异型增生,水平及垂直切缘阴性。术后 3 个月复查肠镜(图 170),直肠距肛缘约 4cm 至齿状线左侧壁可见白色瘢痕,光滑,周边黏膜聚集,靛胭脂染色腺管开口Ⅰ型。

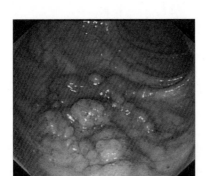

图 165　直肠可见 LST－G，大小约
3.0cm×3.0cm，表面结节状，
腺管开口Ⅳ型

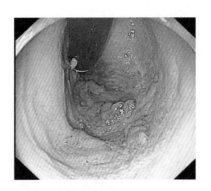

图 166　倒镜观察，直肠可见 LST－G，
大小约2.5cm×2.5cm，病变周边及
中央可见白色瘢痕

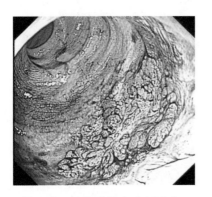

图 167　靛胭脂染色边界清晰，
表面腺管开口Ⅳ型

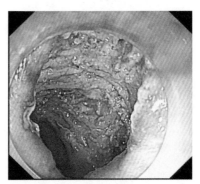

图 168　创面距肛缘约 1.0~5.0cm，
约环 1/3 周，创面边缘
黏膜腺管开口Ⅰ型

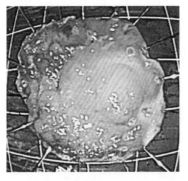

图 169　切除标本大小约 3.0cm×
3.0cm，标记点存在

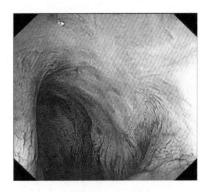

图 170　直肠可见白色瘢痕，光滑，
周边黏膜聚集，靛胭脂
染色腺管开口Ⅰ型

病例分析

　　结直肠癌的预后与早期诊断密切相关，多数早期结直肠癌可以治愈，5年生存率可达90%，而晚期则不足10%。结直肠癌前病变是绝大多数正常肠黏膜向早期结直肠癌和晚期结直肠癌发展的必然阶段，提高结直肠癌前病变的检出率，从而降低结直肠癌的发病率。结直肠癌前病变是已证实与结直肠癌发生密切相关的病理变化，包括腺瘤（包括锯齿状腺瘤）、腺瘤病（家族性腺瘤性息肉病及非家族性腺瘤性息肉病），以及炎症性肠病相关的异型增生。畸变隐窝灶，尤其伴有异型增生者，皆视为癌前病变。侧向发育型肿瘤是结直肠癌前病变的重要一员，本病例首次肠镜检查时，依据镜下表现及病理，诊断为直肠侧向发育型肿瘤（LST－G，结节混合型），绒毛管状腺瘤。依据维也纳共识意见，下一步治疗计划可以选择外科局部手术切除或者内镜下切除。患者在选择外科局部切除后第二年复发，病变基底部及周边已经形成瘢痕，再次经肛切除手术难度极大，所以选择再次内镜下切除。结直肠腺瘤、黏膜内癌为内镜下治疗的绝对适应证，对于最大直径超过20mm且必须在内镜下一次性切除的病变、抬举征阴性的腺瘤及部分早期癌、大于10mm的EMR残留或复发再次行EMR治疗困难者及反复活检不能证实为癌的低位直肠病变推荐使用ESD治疗。ESD是本病例内镜下治疗的最佳选择，通过ESD手术完整切除复发病灶，3个月后复查肠镜创面愈合良好，无复发，得到治愈。

笔记

病例点评

1. 侧向发育型肿瘤的特点是横向匍匐性生长，病变边缘在肉眼下常常很难分辨，因此对于低位病变，经肛切除时难免会有复发。而内镜的分辨率高，通过色素内镜及放大内镜的帮助，在内镜下确定病变的边缘会变得更加容易，直视下的手术操作也能确保水平切缘没有残留。内镜下 ESD 治疗直肠低位侧向发育型肿瘤比经肛切除更有优势。

2. 内镜下切除复发病灶时，要尽量完整切除病灶，但由于瘢痕的存在，会使手术难度增加，发生出血、穿孔的风险增大，需要做好手术预案。

（冯明亮　孙明军　整理）

045　ESD 治疗直肠侧向发育型肿瘤一例

病历摘要

患者女性，46 岁，以"腹泻一年半"为主诉来诊。行肠镜检查示：直肠距肛缘 4cm ~ 9cm 后壁为主见扁平隆起性病变，约环 1/2 周，表面结节状，大小不一（图 171）。靛胭脂染色，表面腺管开口Ⅳ型为主，局部 Vi 轻度不整（图 172）。NBI 放大观察，病变表面腺管及血管形态大部分为 Type 2A，局部呈 Type 2B 表现（图173）。镜下诊断：直肠侧向发育型肿瘤（LST‐G，结节混合型），局部恶变（T1a）。病理示：直肠高级别绒毛管状腺瘤。完善血生化及其他影像学检查，未见明显异常。择期行 ESD 手术切除，完整剥离病变，创面距肛缘 3cm～10cm，约环 3/4 周（图174），切除病变大小约8.5cm×6.0cm（图175）。ESD 术后病理示：直肠高级别上皮内瘤变（M2），Ⅰ型，高分化腺癌，脉管癌栓（－），水平切缘及垂直切缘未见癌。无需追加外科手术，术后 3 个月复查肠镜，直肠距肛缘约 4cm 可见白色瘢痕，光滑，管腔通畅，可见 1 枚钛夹残留（图176）。

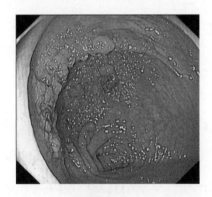

图 171　直肠距肛缘 4cm～9cm
见 1/2 周扁平隆起性病变

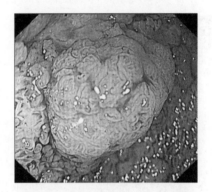

图 172　靛胭脂染色，表面腺管
开口Ⅳ型为主，局部 Vi 轻度不整

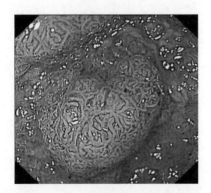

图 173　NBI 放大观察，病变表面腺
管及血管形态大部分为 Type 2A，
局部呈 Type 2B 表现

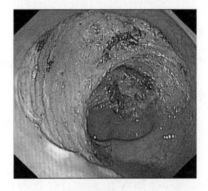

图 174　创面距肛缘 3～10cm，
约环 3/4 周

笔记

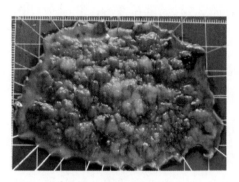

图175　切除病变大小约
8.5cm×6.0cm

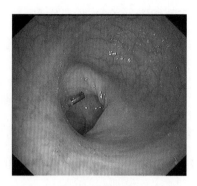

图176　直肠距肛缘约4cm可见
白色瘢痕，光滑，管腔通畅，
可见1枚钛夹残留

病例分析

　　早期结直肠癌指浸润深度局限于黏膜及黏膜下层的任意大小的结直肠上皮性肿瘤，无论有无淋巴结转移。早期结直肠癌患者临床上多无任何症状及体征，诊断上依赖有资质医师的规范化结肠镜检查，活检组织病理学为诊断的依据；推荐早期结直肠肿瘤内镜下分型采用发育形态分型，分为隆起型，平坦型和浅表凹陷型，并且根据形态分型初步预测肿瘤的性质和浸润深度。推荐有条件对于结直肠病变宜应用全结肠喷洒0.4%靛胭脂加0.2%醋酸和（或）电子染色内镜或结合放大内镜对可疑病变进一步观察，通过对病变黏膜腺管开口，以及毛细血管的观察初步判断病变的良恶性和浸润深度；推荐结直肠病变黏膜腺管开口分型采用pit pattern分型，黏膜毛细血管分型采用Sano分型，仅有电子染色内镜无放大内镜者宜对病变采用NBI下结直肠病变国际化内镜分型（NICE分型），结合黏膜腺管开口及毛细血管的形态，2016年日本又提出了JNET分型。本病例是早期结直肠癌分型中的平坦型，颗粒性LST，结节混

笔记

合型，黏膜腺管开口及毛细血管形态为 Type2A（JNET），局部 Type2B（JNET），结合以上所见，镜下诊断：直肠侧向发育型肿瘤（LST–G，结节混合型），局部恶变（T1a）。指南指出：直肠腺瘤、黏膜内癌为内镜下治疗的绝对适应证，向黏膜下层轻度浸润的 SM1 癌为内镜下治疗的相对适应证。对于最大直径超过 20mm 且必须在内镜下一次性切除的病变、抬举征阴性的腺瘤及部分早期癌、大于 10mm 的 EMR 残留或复发再次行 EMR 治疗困难者及反复活检不能证实为癌的低位直肠病变使用 ESD 治疗。因此本病例是 ESD 治疗的绝对适应证。ESD 术后病理出现以下情况需要追加外科手术：（1）切除标本侧切缘和基底切缘阳性（距切除切缘不足 500μm）。（2）黏膜下层高度浸润病变（黏膜下层浸润 1000μm 以上，恶性息肉 3000μm）。（3）脉管侵袭阳性。（4）低分化腺癌、未分化癌。（5）癌癌出芽分级 G2 以上。本病例术后病理没有出现上述情况，无需追加外科手术，术后复查创面愈合良好，继续随诊观察。

病例点评

1. 结直肠癌是我国常见的恶性肿瘤之一，结直肠癌的预后与早期诊断密切相关，多数早期结直肠癌可以治愈，5 年生存率可达 90%，而晚期则不足 10%，内镜是早期诊断的主要手段。

2. 通过对病变整体形态、色素内镜及放大内镜所见，能够较为准确判断出病变性质及浸润深度，为下一步治疗方案的制定提供依据。

3. ESD 已经成为治疗早期结直肠癌的重要手段，病变的大小不再是制约 ESD 的因素，ESD 具有创伤小，疗效佳的特点，尤其对

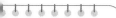
于距离肛门很近的病变，ESD 治疗能够保留肛门，大大地提高了患者的生活质量。

（冯明亮　孙明军　整理）

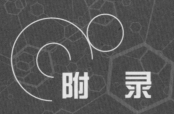

附 录

中国医科大学附属第一医院简介

中国医科大学附属第一医院（以下简称中医大一院）是一所大型综合性三级甲等医院，也是一所具有光荣革命传统的医院。

医院的前身可以追溯到同时创建于 1908 年 10 月的福建长汀福音医院（原亚盛顿医馆）和沈阳南满洲铁道株式会社奉天医院。医院早期成长与中国共产党领导的革命进程紧密相连。1948 年沈阳解放，医院接收了原国立沈阳医学院，即前身为南满洲铁道株式会社奉天医院至今。

1995 年年初，医院首创"以病人为中心"的服务理念，提出了一系列的创新与发展举措，成果引起国内外医疗界的瞩目，得到了中央领导肯定和同行的赞誉。医院的改革经验被推向了全国，对我国的医疗改革和医院管理产生了划时代的深远影响。

如今的中国医大一院以人才实力和技术优势，发展成为国内外知名的区域性疑难急重症诊治中心。作为辽宁省疑难急重症诊治中心，同时也是国家卫生健康委员会指定的东北唯一的国家级应急医疗救援中心和初级创伤救治中心，医院在抗击非典、抗击手足口病、防治流感、抗震救灾等重大突发事件中做出了突出贡献，受到国家和世界卫生组织的肯定和表彰。

2014年年初，新一届领导班子进一步明确了医院的功能定位：以创建国家级区域医疗中心为目标，以改革为动力，围绕发展高新技术，推动学科发展；加强医院信息化建设，使门诊流程更为规范，改善病人就医体验；积极践行公立大医院的社会责任。

医院现有建筑面积33.5万平方米，编制床位2249张，现有职工4350人，其中有中国工程院院士1人，教育部长江学者特聘教授3人，教授、副教授级专家545人，中华医学会专科分会主委（含名誉、前任、候任）9人，副主任委员5人。国家重点学科4个，国家重点培育学科1个，卫计委国家临床重点专科建设项目22个，荣获国家科技进步奖9项。医院全年门急诊量约342万人次，出院15万人次，手术服务量7万例，平均住院日8.19天。

2018年发布的复旦版《2017年度中国医院排行榜》中，医院综合排名全国第12名，连续九年位居东北地区第1名。

近年来，医院荣获全国文明单位、全国精神文明建设先进单位、全国卫生系统先进集体、全国文明示范医院、全国百佳医院、全国百姓放心示范医院、全国医院文化建设先进集体、全国医院有突出贡献先进集体等荣誉称号。

　　1941 年，毛泽东在延安为中国医大 14 期学员题词："救死扶伤，实行革命的人道主义。"它成为一代又一代中国医大一院人为之不懈奋斗的座右铭。传承百年，心系百姓，今天的中国医大一院正承载着辉煌的历史，沿着既定的航向，为建设国内一流医院的目标而努力奋斗！

中国医科大学附属第一医院消化内科简介

中国医科大学附属第一医院消化内科始建于 20 世纪 50 年代，本着"立足辽宁，服务东北，赶超一流"的理念，现已成为东北地区消化系统疾病疑难重症诊疗中心之一。目前消化内科已形成有特色的学术梯队，研究方向主要为：消化道早癌的诊断与临床治疗、非病毒性肝病的基础与临床治疗、炎症性肠病的分子机制与临床治疗、胃食管反流病的发病机制与临床治疗、胆道、胰腺疾病的基础与临床治疗、幽门螺杆菌相关性胃疾病的基础与临床治疗等。

近年来，各领域发展迅速并取得了一定的成绩。为更好的造福一方百姓，消化内科开展多种诊疗技术，包括：胆汁淤积性肝病的血液滤过治疗、不明原因肝损伤的肝穿刺活检术、腹水浓缩回输术、超声引导下肝脓肿、囊肿穿刺引流术、超声引导下网膜活检术等。内镜治疗方面，开展了以消化道早癌的内镜治疗（内镜下黏膜剥离术、内镜下黏膜切除术）、胆胰疾病的内镜治疗（内镜下胰胆造影术）、贲门失迟缓症的内镜治疗（经口内镜肌切开术）等为代表的新技术，其创伤小、并发症少、疗效确切，为消化系统疾病的诊治带来了革命性的突破。